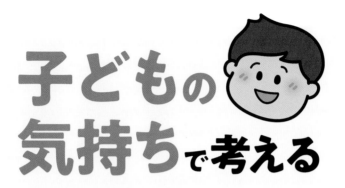

子どもの気持ちで考える

小児医療で困ったときの

かかわり方、支え方

チャイルド・ライフ・スペシャリスト、看護師
原田香奈・黒﨑あかね

編集

JN017055

Gakken

編集・執筆

原田 香奈	一般社団法人日本チャイルド・ライフ・スペシャリスト協会理事，東邦大学医療センター大森病院CLS，看護師
黒﨑 あかね	島根大学医学部附属病院CLS，看護師

執筆 (五十音順)

石川 洋一	明治薬科大学特任教授
石塚 愛	横浜市立大学附属病院CLS
上山 美津穂	京都大学医学部附属病院CLS
大橋 未来	富山大学附属病院CLS
佐久川 夏実	沖縄県立南部医療センター・こども医療センターCLS
田村 まどか	新潟大学医歯学総合病院小児がん医療センターCLS
西嶋 真綸	東邦大学医療センター大森病院CLS
原田 努	昭和大学薬学部基礎医療薬学講座薬剤学部門准教授
深澤 一菜子	静岡県立こども病院CLS
伏見 幸弘	慶應義塾大学病院CLS，看護師

■ チャイルド・ライフ・スペシャリスト (CLS) とは

医療における子どもと家族の抱えうる精神的な負担を最小限にし，子どもが安心して医療を受けられる心理社会的支援を提供する専門職です．主な役割は，1）子どもへの病気・治療説明とその理解や受容過程における支援，2）プリパレーション（手術・検査・処置の説明と心の準備支援），3）痛みや苦痛を伴う検査や処置中の精神的サポート，4）治癒的遊び，5）発達支援と早期介入，6）病棟イベント開催，7）子どもや家族の危機的状況への介入支援，8）グリーフケアと死別時サポート，9）きょうだい支援，10）復学支援，11）親が病気を抱える子どもへの支援などがあります．米国のAssociation of Child Life Professionals（ACLP）の認定資格であり，ACLPが定めた科目および実習などの条件を満たし，認定試験に合格した者に与えられます．2023年4月現在，国内で34施設49名のCLSが勤務しています．一般社団法人日本チャイルド・ライフ・スペシャリスト協会HP：https://childlifespecialist.jp

子どもの言動には必ず
子どもなりの理由や原因がある

一般社団法人日本チャイルド・ライフ・スペシャリスト協会理事
東邦大学医療センター大森病院CLS,看護師

原田　香奈

　入院して検査や処置,手術や治療が必要な子どもたちに接していると,機嫌よく過ごしていた子どもが,次に訪室した際には,急に(何かを)嫌がっていたり,泣いていたり,何が起きたのかと思うような場面に遭遇することがあります.このような子どもの反応や言動には,必ず子どもなりの理由や原因があります.年齢や発達課題とともに,その子の性格傾向や家族背景,病気や治療経過,置かれている状況などから考えると,子どもならではの当然の反応だと理解できたり,子どもらしさを感じる瞬間だったりもします.

　本書では,「医療環境」,「処置・検査・手術」,「服薬・投薬」,「入院生活」の各章に分けて,チャイルド・ライフ・スペシャリスト(CLS)の視点からみた子どもの思いや解釈を加えて,その状況に応じた子どもと家族への必要な支援と工夫について紹介しています.医療を受ける子どもが不安や戸惑いを抱えていれば,まずはその子の思いに寄り添いながら,一緒にその理由を確認して解決する必要があります.背中を押す必要がある子ども,片手をつなげばよい子ども,見守りだけでよい子どもなど,子どもの支援の仕方はさまざまです.そして,医療を受ける子どもへの伝え方や関わり方の中で,ほんの少しの工夫や配慮をすることで,子どもは自分の身体や病気を治すためなのだと理解して,医療者と一緒に自ら取り組もうとする姿勢に変わるのです.

　そして,小児医療現場で子どもに関わる医療者ならば,誰もが一度はこんなときにはどうしたらよいのかと悩んだり,ほかの医療施設や医療者ならどのように対応しているのかと考えたりすることもあると思います.そこで,小児医療に関連して,子どもとの関わりの中で誰もが出くわすような困難な場面と,事例に応じた対応をQ&Aでまとめています.小児医療に携わる看護師だけでなく,すべての医療者や子どもと関わる方々,保護者の皆さんにとって,目の前にいる子どもへの関わりに少しでも役立てばと思います.

第3章　子どもが喜ぶ! 動機づけ支援のアイデア集

第4章　親・きょうだい支援

石塚 愛, 深澤 一菜子

付録

第1章

・・・・・・・・・・

発達段階別の
特性をふまえた
子どもと家族の支援

総論 発達段階別の特性をふまえた 子どもと家族への支援

▶ 子どもの成長発達の理解と支援の必要性

　子どもは，身体，言語，認知，情緒，社会性において，生まれてから新生児期，乳児期，幼児期，学童期，思春期の各期を経ながら成長発達を遂げていきます．エリクソンの心理社会的発達理論[1]で紹介された，人の年齢に応じた8つの発達段階と課題や，ピアジェの理論[2]で紹介された子どもの認知発達などを理解したうえで，その子ども自身の発達を捉えて，今どの段階にいるのかを確認しながら関わることが大切です（表1）．また，子どもの親（や養育者）*との愛着形成と親子関係，家族社会や養育環境，友人関係や学校生活など，子どもが育つ周囲の社会的環境とその影響を把握することは，医療を受ける子どもと家族に必要な心理社会的支援（Psychosocial Care）を検討して実践するうえでも重要です．

　子どもは親との愛着形成を育み，自我が芽生え，好奇心旺盛にさまざまな興味や関心を抱いて探求しながら，親から少しずつ離れて行動範囲を広げていきます．そして，自分で物事の良し悪しを判断したり，自己と他者とを比較したりしながら，自分の考えや価値観を見出して自我同一性を確立していきます．初めての体験や困難な場面に直面したとしても，子どもが本来持つ適応力やレジリエンス（回復力）によって，自分なりの工夫や困難に打ち勝つ対処方法を考え出したり，大変さを跳ねのけたりするような，大人でも驚く力と強さを持っています．しかしながら，病気で入院したり，手術や治療が必要になり，慣れない医療環境の中で身体的・精神的な苦痛が少なからず伴うことになると，子どもだけではうまく対処することが普段以上に難しくなります．適切な情報処理や対処行動がとれなければ，子どもは不安や恐怖を必要以上に抱えてしまいます．そのため，医療を受けるうえで，子どもの抱える不安や苦痛を軽減しながら，本来の力を発揮できるように支援する必要があるのです．

*本書籍中の「親」には養育者・保護者の意味も含みます．

▶表1　**子どもの認知発達段階**

①エリクソンの心理社会的発達理論
（文献3を参考に作成）

年齢	発達課題
0〜1	基本的信頼 vs 不信
2	自律性 vs 恥・疑惑
3〜6	積極性 vs 罪悪感
7〜11	勤勉性 vs 劣等感
11〜 ：思春期	自我同一性の確立 vs 自我同一性の混乱

②ピアジェの認知発達理論
（文献4を参考に作成）

年齢	発達段階
0〜2	感覚運動期 Sensorimotor
2〜6	前操作期 Preoperational
6〜12	具体的操作期 Concrete operational
12〜19 ：思春期	形式的操作期 Formal operational

▶ 親やきょうだいの心理と必要な支援

　子どもが急に病気になり，入院治療が必要になるという出来事に直面すると，親やきょうだいも日常の変化に不安や戸惑いを抱えながら，医療者と出会って医療体験や医療環境に適応していく必要があります．親は急な仕事の調整や介護休暇取得の必要性，家事の分担，きょうだいの世話など，入院治療に伴う経済的な問題や社会的な問題を抱えます．また，祖父母や親戚，友人や職場，学校関係など，周囲からのサポートや社会資源をその家族が得られるかどうかで，家族の負担や必要な支援が異なってきます．治療の経過が順調に進み，無事に退院して日常に戻るまで，家族もさまざまな支援を必要としています．

　親が見えないところで泣いていた，母親の目が赤くていつもと何だか違うなど，子どもは親の様子や変化を敏感に感じ取ります．これは乳幼児でも同様で，抱かれて見る親の顔や表情，普段と異なる親の行動などからも感じ取ります．そして，病気の子どもだけでなく，家で過ごすきょうだいにとっても，親や家族の変化，それぞれの心情や置かれている状況変化には敏感なのです．このように，親の不安は子どもにも影響していくため[5]，親の不安を軽減できるように支援する必要があります．親の心が安定することは子どもの心の安定に

もつながります.

　親の子どもへの関わりや親子の関係性も，子どもの成長発達段階に応じて変化していきます．子どもの年齢や成長発達段階によって，反抗期や思春期の葛藤を抱えるわが子への対応に苦慮する時期もあるでしょう．そんな親子が医療を必要とする場合，医療者が親子の関係性やコミュニケーションを仲介する必要も出てきます．そのためにも，子どもの成長発達過程における親子関係や家族社会，親子のニーズと支援のあり方について理解することは，よりよい家族支援につながります.

文献
　1) Cynthia Lightfoot, Michael Cole, and Sheila R.Cole：The Development of Children, Worth Publishers, p.18, 2018.
　2) Cynthia Lightfoot, Michael Cole, and Sheila R.Cole：The Development of Children, Worth Publishers, p.23, 2018.
　3) Laura E. Berk, Adena Meyers：Infants, Children, and Adolescents, Pearson Education, Inc. p.17, 2005.
　4) John W. Santrock, Child Development, Mc Graw Hill Companies, Inc., p.213, 2007.
　5) Richard H.Thompson, Gene Stanford：Child Life in Hospitals Theory and practices, Charles C Thomas Pub Ltd, p.23, 1981.

▶ 各発達段階に必要な入院中の生活支援と関わり

乳児期

● 乳児期の発達

　乳児期は，泣いたり声を出したりすることで自己の欲求を周囲に伝えます．親からニーズを満たしてもらえることで，親との愛着形成を築き，基本的信頼感を獲得していく時期です．身体面や運動機能面での成長発達は著しく，五感を通じたさまざまな感覚刺激や運動機能を使った確認行動から，認知機能も発達していきます．そのため，親子の関わりや子どもを取り巻くよりよい養育環境が，乳児期の成長発達には大切になります.

　乳児にとって，親から，空腹を満たしてもらったり，オムツや発汗など不快なことにすぐに対処してもらったりと，快・不快への欲求を満たし，ニーズを充足してもらえることが一番重要です．そのため，医療現場における親からの分離は，乳児にとって表2に示すような分離不安と心理的な不安定さをもたらします．いつもと抱き方が違う，母乳が飲めず哺乳瓶による授乳になる，

▶表2　子どもの母子分離に対する反応の３ステージ

1　Protest（抗議）

不在に対しての活発で攻撃的な反応．親以外のほかの誰かから構われても拒否し，慰めようがないような状態．数時間から1週間の期間で表れる．泣く，叫ぶ，蹴るなどの行動として表れる．

2　Despair（絶望）

泣き止んでいるが，元気がなく意気消沈しているような状態．継続的に泣き続けている場合もあるが，静かで内向的になる．この段階にいる子どもが，親の面会時に激しく泣く現象は，自分自身の辛い感情を表に出せるようになっていると捉えるべき．

3　Detachment（離脱）

長期間の親の不在により表れる．親の不在の辛さを埋めるために，表面上の愛着（アタッチメント）を他者へ形成したり，自己中心性が増したり，物に対してより関心を持つようになるなどの反応に特徴づけられる．一見して回復しているように見えるが，親が戻って来ても無関心になり，親に対して再度愛着形成をすることが難しくなる．最も深刻な状態．

【参考文献】
1) Bowlby, J. Separation anxiety. International Journal of psychoanalysis, 1960. 41, 89-113.
2) Richard H. Thompson, and Gene Stanford. Child Life in Hospitals Theory and Practice, Illinois, Charles C Thomas, 1981.

抱っこされても心地よくない，いつもの姿勢で眠ることができない，聞きなれた声や顔が見えないというようなことは，乳児にとって不快で不安なことであり，周囲の違いも敏感に感じとります．そのため，医療現場においても，乳児が心地よく安心して過ごせるように，家庭での生活にできる限り近づけ，医療者も親と同じように関わることが必要です．

●乳児期の入院生活の特徴と対応方法

　乳児期の子どもの入院生活では，家での生活とできる限り同じように過ごせるようにして，哺乳と睡眠，離乳食やおやつ摂取，遊び，昼寝，就寝など，1日の生活リズムを一定に保てるようにすることが大切です．親からの分離不安を減らして，医療環境への適応を早めることにもつながります．乳児室チームなど同じチームスタッフがケアをすることで，子どもも自分の欲求を満たしてもらえる顔見知りの存在だとわかり，少しずつ周囲の環境変化にも適応しながら安心して生活するようになります．

親の面会時には，親からの声かけや抱っこなどのスキンシップを促して，親子の愛着形成や愛情欲求を充足する親子の時間の確保が大切になります．そのため，なるべく処置や検査などは親も同伴するか，面会時間外で終えられるようにして，親子での沐浴や授乳，抱っこや遊びの時間を十分とれるようにしましょう．そして，面会時間終了時には，医療者がすぐに親と交代して，母子分離で泣く子どもを抱っこしたり，あやしたりしながら，すぐに子どもが落ち着けるような関わりが必要です．

　乳児室では，月齢の異なる乳児が一緒に同室で生活するので，お昼寝中でも寝入ったと思ったら，隣の乳児が泣き出して起きてしまったり，一緒にぐずって泣き出したり，物音や話し声，医療処置などでも浅眠や断眠になることもあります．また，聞きなれた親の声とは異なり，医療者や周囲の他児らの声，医療機器の音などを聞くことになります．一人ひとりに同時に関わるのは難しい状況だとしても，泣いている子どものニーズに素早く応えていくことが，その子どもに安心感を与えます．そして，啼泣や大きな音刺激を少なくしながら，乳児にとって静かに安眠できる時間や，落ち着いて過ごせる環境を整えていくことが必要です．

親から情報収集する必要な項目とポイント

【食事】
- ミルクの量と回数，哺乳時間
- 好きな/慣れているミルクの味やメーカー種類
- 乳首のサイズと形（可能な限り使用している哺乳瓶を持参してもらう）
- 離乳食の段階や摂取状況，好きな食事内容と量など

【排泄】
- 排尿・排便回数や頻度
- オムツが汚れたときのサイン（排尿後，排便時など）

【睡眠】
- 睡眠時間とその状況
- 眠るときに必要なこと/必要なもの
  ：ブランケット，枕，おしゃぶり，人形，オルゴール曲，ベビーラック／
  ベビーチェア使用　など
- 寝るときの姿勢：仰臥位，腹臥位，枕が必要か　など

【泣き方・行動のサイン】
- 泣き方の違い：空腹，眠気，オムツ交換，抱っこしてほしい　など
- 好きな行動
  ：指しゃぶり，ブランケットやタオルを口に入れる，人形を握る，玩具を握る　など

【抱き方・あやし方】
- 好きな抱き方（縦抱き，横抱きなど）
- 落ち着くあやし方
  ：抱っこで少しゆらゆら動かす，お尻や背中をトントンする，ベビーカーでお散歩，バウンサーに乗せる，好きな玩具や遊び，〇〇の音楽を聞かせる　など
- トントンする部位：胸，腹，背中，尻

【幼児期】

● 幼児期の発達

　幼児期では，身体発育だけでなく，指先を細かく使う微細運動や大きな動作に必要な粗大運動，柔軟性や平衡性，敏捷性なども運動機能として著しく発達します．自我が芽生えて，言葉や認知機能も発達していくため，子どもは自分の思いや感情を言葉で伝える練習をしながら，自己主張するようになります．親から少しずつ離れて自由に周囲の環境を探求しながら，周囲の大人や友だちなどの他者に近づいて，その関係性や社会性をさらに広げていく時期です．また，運動機能が発達して，自分の意志にそって行動できるようになり，好奇心や探求心が旺盛になって活動の範囲も広がっていきます．何でも自分でやりたがり，食事の摂食行動や衣類や靴の着脱など，日常生活行動や動作を獲得するのもこの時期です．褒められたり支持されたりする肯定的な関わりを受けながら，自分でできることが増えることによって自律性を育みます．その反対に，失敗したり，親から叱られたり，制限されることが多いと，恥や疑惑を感じたり，罪悪感を抱いて，自主性の育成に影響を受けます．

発達段階別の特性をふまえた子どもと家族の支援

● 幼児期の入院生活の特徴と対応方法

　幼児期の子どもが初めて医療環境に入ると，面会終了時や親との分離時に泣いたり不安になったりはしますが，親はまた戻ってくる，面会時間には必ず会えると理解できれば，医療者とも関係を築いて慣れていき，医療環境へ適応できます．最近は共働きの家庭も増えており，乳児期から保育園で生活をしている子どもも多いため，保育園環境と同様に，医療環境にも必ず慣れて適応していきます．そのためにも，医療環境においても，子どもの1日の生活リズムを整え，日常生活行動やルーティンを維持することが必要です．自宅からお気に入りの人形やブランケットを持ち込み，自宅の環境や生活リズムに近づけながら療養生活を送ることで，医療環境への適応を早めて落ち着いて生活できるようになります．

　また，周囲や同室に同年齢の子どもや年少児がいれば，一緒に遊び会話をすることで，楽しみの時間が生まれ，社会性を広げる機会になります．親がそばにいなくても，必ず会えると理解していれば，それまでの時間を医療者や同室児と仲よく遊んで過ごしたり，一緒に食事をしたり，動画を見ながら過ごすことができるのです．自分のニーズを周囲の大人に理解してもらい，その都度欲求を充足してもらいながら，親との対面時間を待つことができます．そのためにも，親が面会を終了して帰宅する際は，また翌日会いに来ることや，母親と父親のどちらが来るか，おやつの時間や夕食時など何時頃に来るかも伝えてもらうと，子どもは親が面会に来るのを待つことができるようになります．

親の子どもへのかかわり方と注意点

　親の子どもへの関わり方の注意点は，家庭での親子の決まりや躾などのルールを変えないこと，家庭と同じように一貫性を持って接してもらい，ダメなことや悪かったことは普段と同じように叱ることが重要です．毎日いろいろなプレゼントを買って来てもらえたり，悪いことをしても何でも許してもらえるような親の態度や状況は，子どもを逆に不安にさせますし，子どもはずるさや取り引きを学習してしまいます．普段の家庭内と同じように接することが大切です．

親子分離の際の対応のポイント

・親と別れた後に，「お父さん・お母さん/パパ・ママはどこかな？」などと子どもの問いに答え続けたり，病棟内を散歩しながら親を一緒に探し回り続けたりせず，明日また会えることを確認して，絵本の読み聞かせや遊びなどを行って，いつまでも子どもが親を探し求めたり，泣き続けてしまわないようにしましょう．

・親とは一時的な別れであり，また必ず会えること，面会時間には戻ってくること，明日また会えることなどを確認します．"また来るかな？" "泣いてたら会えないよ" などといった嘘やごまかしをせず，面会時間まで医療者らと一緒に待つことを伝えるようにしましょう．

・抱っこしたり，一緒に遊んだりしながら，親と別れて寂しいこと，親に会いたい思いを支持する声かけをして，必ずまた会えることや面会に来ることを伝えて確認しましょう．

【学童期】

● 学童期の発達

　学童期は，小学校入学から第二次性徴の現れる 11～12 歳頃までの時期です．学童期の身体発育発達は著しく，筋力も増して，瞬発力や持久力，平衡感覚など運動機能もさらに発達していきます．学童期の終わり頃には，基本的な運動機能はほぼ獲得されます．認知発達においても，具体的な事象に関して論理的な思考が可能になります．親や家族だけの社会から，友人や学校の社会の中で生活するようになり，知識を身につけたり，自主的に物事に取り組んだりしながら学習していきます．勤勉性を育むことが発達課題の時期です．学校での集団生活による集団関係性，社会性，道徳性を学び，他者と自分を比較しながら自分の能力や適性を考えていきます．仲間集団の中で評価されたがり，失敗や他者と競って負けることで劣等感を抱くようにもなりますが，得意分野や努力をして得た成功体験で，自尊心や自信につなげていくことも学童期の課題です．

● 学童期の子どもの入院生活の特徴と対応方法

　学童期の子どもが入院してくると，自分から挨拶をする子，照れながらも名前を言える子，初めて出会う医療者からの問いかけにも自分で答える子，緊張することなくすぐに誰とでも打ち解けられる子などさまざまです．最近の子どもたちは，タブレットを見せ合いながら，動画視聴に関する話題やゲームの話などから，同室児との関係性を築いていく傾向があります．自分が持っているゲームを見せ合ったり，一緒にゲーム対戦をしたりすることで，子ども同士だけでもすぐに打ち解けていく様子も度々見受けられます．

　入院することで，学校生活や友人との時間からは切り離されてしまうことになりますが，長期に入院する場合には，親を介して学校からプリント学習などの学習課題が出されたり，クラスメイトからの手紙が届いたりすることもあります．子ども同士の面会はできなくても，最近では，ネット環境が整備されるようになり，オンラインゲームで友達との繋がりが維持されていたり，会話ができるようになっています．長期入院になる場合は，原籍校から転籍をして院内学級を利用することで，入院中に学習支援を継続して受けられるようになります．このように，学童期の子どもが入院すると，いろいろな制限も多く，自由さや自主性を育む機会が少なくなりますが，医療を受ける仲間集団の中で，治療と学習，遊びと日常生活の1日の流れを作り，生活リズムを整えながら療養できるように支援することが大切です．

　学童期の子どもは，自分の病気やその部位，検査や処置，手術の目的や治療の必要性を理解することで，自ら主体的に医療を受けようとする意志や言動が見られるようになります．そして，医療環境にも順応していき，家に帰りたいと泣き続けたり，治療なんてしたくないと言ったりするのではなく，自分の身体のため，病気を治すために必要なのだと理解して，入院生活を同室児らと送り，治療に取り組めるようになります．

【思春期・青年期】

● 思春期・青年期の発達

　思春期・青年期は，12〜13歳頃から22歳頃までとされていますが，最近

のがん医療では，15歳以上の思春期から39歳までの若年成人のことをAYA世代，〔Adolescent and Yung Adult（思春期・若年成人）〕と呼びます．この場合の思春期は，15歳頃からの子どもを指します．

　思春期には，第二次性徴が現れて身体発達も成熟し，認知発達の面では論理的で抽象的な思考が可能になります．親から自立した社会の中での自分を意識し，自分らしさや自分とは何者なのかとアイデンティティーを探し始め，自我同一性を確立していきます．自己の理想や未来への可能性など自分自身について模索しながら，価値観や道徳心，友人，恋愛，人生，生き方と死などの抽象的な考えやさまざまな悩みも抱える時期です．中学・高校入学と卒業，大学生活，職業決定，就職活動と就職など，成人として人生における大切な決断や節目を経験していきます．

思春期の入院生活の特徴と対応方法

　各病院施設によって，思春期の子どもの入院する病棟は異なります．小児病棟に入院する場合や，成人病棟に入院する場合もあるでしょう．中学3年生までは小児病棟で，15歳以上の高校生からは成人病棟で対応することが多いと思いますが，思春期病棟がある施設もあります．小児病棟の場合は，乳幼児も思春期の子どもも一緒に生活します．それゆえ，思春期の子どものプライバシーを保持し，配慮することが難しい場面が多くなります．通常は思春期の子ども同士で2人部屋や個室を使えるように配慮しますが，感染や隔離対策などで調整が難しい場合は，幼児や学童期の子どもと思春期の子どもが同じ部屋になる場合もあります．その場合は，プライバシーの確保や，学習時間は会話や遊びの音を控えるなどの配慮を，周囲や同室児に働きかけることが必要です．

　思春期の子どもは，親への反抗や葛藤の時期であり，友人関係や学校が生活の中心です．家族以上に友人や学校社会から分離されることの影響は大きく，治療選択や医療を受けるうえでの葛藤・問題につながりやすくなります．思春期の子どもは意思決定支援を受け，自己決定を尊重されていても，中高生で未成年の場合には，親の判断や確認も必要になります．親や他者から自立した自己認識を持ちますが，治療影響や術後状況などに応じて，排泄行動や清潔ケア，日常生活援助が必要となり，親や家族，医療者に依存しなければならない

状況になります．さらに，疾患や治療によるボディイメージの変化や喪失体験などは，自我同一性を確立する発達過程の中で，大きな影響を与え，多職種による多方面からの心理社会的支援が重要になります．

● 乳児期〜思春期を通じた子どもへの配慮と注意点

　医療者として入院する子どもに接するうえで留意することは，病室内やベッド上は子どもにとって安全な生活場所であり，痛みや苦痛を伴う検査処置は行うべきではないと認識することです．処置室まで移動できる場合には，採血や点滴挿入などの針穿刺や包交処置などは，できる限り処置室内で行うようにして，子どものいる病室やベッド上では行わないように心がけましょう．周囲に同室児がいるということもありますが，子どもがベッド上で何か痛みを伴うことを体験してしまうと，医療者が訪室する度に，また痛いことをされないかと心配したり，注射をしに来ないかと不安を抱えることになります．病室内やベッド上だけは，痛いことが起きる心配をしなくても済む，安心して落ち着いて過ごせる場所にすることが大切です．

　また，子どもが入院生活を送るうえでは，病棟内での取り決めや，集団生活を送るためのルールがあります．多くの医療者が子どもに関わるため，子どもとの関係構築や関わり方として，"一貫性"をもつことが必要になります．いろいろな職種や多くの医療者が子どもに代わるがわる関わるからこそ，一人ひとりが子どもに話す内容やルールが違ったり，対応が異なることのないようにすることが，子どもの安心感と心の安定につながります．

第**2**章

....

プロの
テクニックが満載！
場面別Q&A

1 医療
環境

2 処置
・検査
・手術

3 服薬
・投薬

4 入院
生活

Question 1

> # 子どもが落ち着いて過ごせる
> # 小児病棟をどう作ればよい?

Answer

① 病室を自分の部屋のように感じられる空間にする後押しをする

② 病室以外の共有スペースでも心地よく過ごせる工夫をする

③ 子どもの発達段階ごとに異なるニーズに対応する

子どもの気持ち

また誰か来た! 今から○○しようとしてたのに!

病院の中はずーっと一緒. 散歩したって毎日おんなじだからつまんないよ…

　訪室時,「今はダメ!」「まだ遊んでるから嫌だ!」と言われたことはありませんか? 病院の中では, 子どもの「思い通りに」物事が進むことは多くありません. もちろん, 必要な検査や治療は時間通りに行わなければなりませんが, 子どもには自分なりのペースがあり, それが上記のような拒否的な発言や気持ちにつながることもあります. また, 日常生活とは異なり, 行動範囲の限られている入院生活は変化が乏しいものです. 変わり映えしない病棟の中で, ただ離床するように促されても, なかなかその気になれないこともあるでしょう.

① 病室を自分の部屋のように感じられる空間にする後押しをする

　入院している子どもたちにとって，病室は，病院の中で唯一誰とも共有していない自分だけの空間です．自宅の自分の部屋とは違うけれど，好きなものを置くなど，ある程度自分でコントロールすることができ，他人が無断で入ってくることのない，安心・安全と感じられる場所であることが必要です．一人ひとりに合わせて病室を大きく変えることはできなくても，お気に入りのおもちゃやブランケットを持ち込んだり，きょうだいや友人からの手紙やプレゼントを飾ったりできるスペースを設けるなど，工夫次第で自分の部屋であることを感じられるようになります．医療者はそのことを本人や家族に伝え，落ち着ける空間づくりを後押しします．また，プライバシーや安全が守られるよう，大部屋でもカーテンの向こうはそれぞれの部屋であることを，医療者，患者・家族がともに認識することが必要です．病室のドアやカーテンを開ける時，ノックをして，自分の名前を伝え，「お邪魔します」「入ってもいい？」と声かけをすることで，子どもたちのプライベートな空間にお邪魔していることをわかっているよ，お部屋に入らせてね，と伝えることができます．なお，痛みや苦痛を伴う処置はベッドサイドでは行わないように配慮することが，子どもにとって落ち着ける空間につながります．

＼Tips／

- お気に入りのものを病室に持ち込むことが，子どもの安心につながることを家族と共有する
- 病室に入るときは，子どものプライベートな空間にお邪魔していることを忘れず，必ず声かけをする
- 子どものプライバシーや安心・安全を守る配慮をする

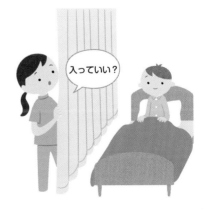

入っていい？

② 病室以外の共有スペースでも心地よく過ごせる工夫をする

　病室やプレイルーム以外の場所でも，子どもが心地よく過ごせるためにできることがあります．例えば，ベビーカーや車椅子に乗って散歩をしている子どもたちは，何を見ているでしょうか．子どもの目線がくる位置の装飾を工夫することもひとつの方法です．また，気温や天候の変化を感じることができない病棟の中で，七夕飾りやクリスマスツリーなど，その時期に合わせた飾り付けがあると，季節の移り変わりを感じられるだけでなく，病室を出るきっかけとなることもあります．

▶図 **子どもの目線に合わせて装飾を工夫した例**

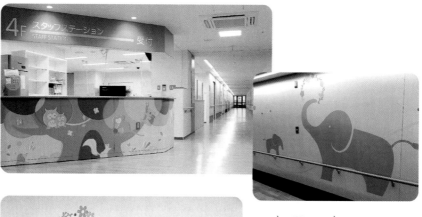

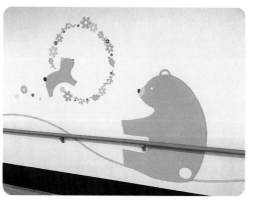

\Tips/

- 子どもの視線の先や，子どもの目線からの景色を見てみる
- 数えたり，探したり，遊びにつながる装飾をほどこす
- 季節を感じられる飾り付けなどを工夫する

❸ 子どもの発達段階ごとに異なるニーズに対応する

　小児病棟には，乳児期から思春期まで幅広い年齢層の子どもたちが入院しますが，それぞれが異なるニーズや発達課題を抱えています．例えば，乳児の健全な発達には，求めたときに空腹や睡眠などの欲求が満たされることや，やさしい声かけやタッチング，さまざまな色，形，手触りのものに触れる経験など，適切な感覚刺激が必要です．幼児の場合は，いつもの生活リズムが守られること，身体を動かすことのできる環境などが大切です．学童期になると遊びや勉強，運動などを通して達成感，自己効力感を感じられる場面が必要になりますし，思春期の子どもたちにとっては，友人との関係性が維持されること，プライバシーが守られることが重要です．こうした発達段階ごとのニーズを認識しておくと，ハード面を大きく変えることなく対応することができます．

▶図 **授乳中のサインの例**

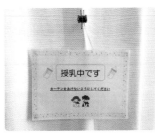

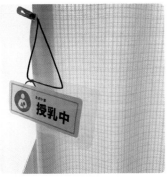

\Tips/

- 乳児期：睡眠・食事が妨げられないよう配慮する，母子分離を避ける
- 幼児期：生活リズムの維持，ケアや生活の中でやりたいこと・できることを一緒に探す
- 学童期：学び・遊びの機会の保障，治療・ケアへの参加を促す
- 思春期：プライバシーへの配慮，同年代の子どもとの関わり，学校・友人らとの関係性の維持をサポート

第1章
第2章
第3章
第4章
一覧集

プロのテクニックが満載！ 場面別 Q & A

> ## 病院のトイレやお風呂を嫌がる子どもに どう対応する?

Answer

① 子どもが「お家と少し違うけれど,入っても大丈夫」と思える環境を整える

② 身体的な苦痛を軽減できるように働きかける

③ 発達段階に合わせた「いつも通り」と「特別感」のある環境をつくる

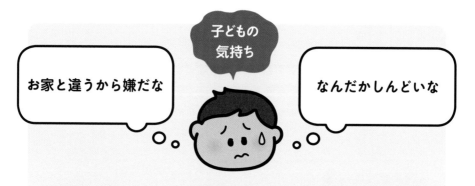

自宅とは違うトイレやお風呂を利用するときに,大人でも少し緊張するように,子どもたちが病院のトイレやお風呂を「嫌だ」と思うのは,当然です.医療行為であふれる非日常的な入院生活において,お風呂やトイレは,家にいるときと変わらない日常の生活習慣でありながら,自宅との違いを一番感じ取りやすい部分でもあるために,「怖い!」「嫌だ!」と感じやすく,拒否しやすい場面でもあります.また,環境の変化に加え,治療における身体的なしんどさ,点滴台や車

椅子等，自由に動けないことへのストレスもあり，ベッドサイドで排泄することもしばしばあります．羞恥心や，自分自身でコントロールできないことへの苛立ちなど，心理的要因も重なり子どもにとってトイレやお風呂が「苦痛」な時間，空間になってしまうこともあります．

① 子どもが「お家と少し違うけれど，入っても大丈夫」と思える環境を整える

　自宅のトイレやお風呂は，照明や壁の色によってぬくもりを感じやすい環境になっていることが多いのに対し，病院のトイレやお風呂は無機質でどこか怖く，冷たい印象を持つこともあります．また自宅でお風呂に入る目的は，温まって疲れを癒やしたり，家族のコミュニケーションの時間であることに対し，病院での目的は，点滴を守りながらも身体を清潔に保つという大きな違いがあり，湯船はなく，シャワーのみというところも多いです．保育園や幼稚園のトイレと同じように，病院のトイレも怖いところではないこと，自宅とは違っても，お風呂に入ってみようと思える温かみのある環境作りが必要です．

▶図 ベビーバス，沐浴槽

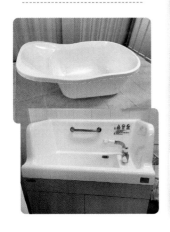

\ **Tips** /

入浴の工夫
- 乳児期：保護者とのスキンシップが可能になるよう配慮する
  例）ベビーバスの利用，保護者と一緒に清拭をする
- 幼児期：複数の選択肢から自分で選ぶ
  例）お風呂マットのデザインを選ぶ，シャワールームに動物のマークや名前を付けて選ぶ
- 学童期・思春期：プライバシーに配慮する
  例）お風呂に入るスケジュールを調整する

\ Tips /

トイレの工夫

● 幼児期：座る視線に合わせた
ウォールステッカー，幼児用
トイレの設置，スリッパをは
き替えるところに足跡のマー
ク，手洗いの手順イラスト，
トイレの使い方を一緒に練習

● 学童期・思春期：「入ってま
す」「空いてます」の札でほか
の人に配慮，ゆっくりトイレ
を利用してもよいという声か
け

▶図 トイレの「入ってます・空いてます」の札

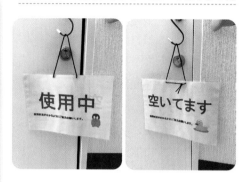

② 身体的な苦痛を軽減できるように働きかける

　入院生活を送る子どもたちは，治療に伴い，点滴薬が常につながっている状況や，化学療法のハイドレーションや利尿剤による尿量増加と頻尿，倦怠感や筋力低下による歩行困難，嘔気・嘔吐，腹痛など，身体的な苦痛を多く感じています．初めて経験するこれらの苦痛に対する戸惑い，どうしたらいいのかわからない不安から，動きたくない，トイレやお風呂に入りたくないという拒否反応につながることも考えられます．薬の影響や離床の必要性を理解できる年齢の子どもには，どうしてすぐにトイレに行きたくなるのか，トイレまで歩いて排尿することがなぜ必要なのか，わかりやすく説明し，苦痛を減らすための代替案を年齢や状況に応じて提案することも必要です．

\ Tips /

排泄行動やトイレ誘導の工夫

- 幼児期：すぐにトイレに行きたくなるのはお薬や点滴のせいで，恥ずかしいことではないと伝え，トイレ歩行を促すために，"がんばりシート"やスタンプラリーを使用する
- 学童期：ポータブルトイレや尿瓶の使用，夜間や早朝など定期的にトイレに行くことを促す声かけをしてもよいか子どもに提案する．トイレ歩行を促すのは，子どもの治療や生活において大切な，筋力の低下予防や腸ぜん動改善のためであると説明する
- 思春期：プライバシーに配慮し，部屋に入る前には必ずノックや声かけをする

▶図　ポータブルトイレ（上）・尿瓶（下）

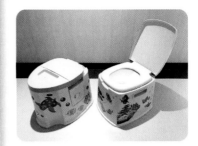

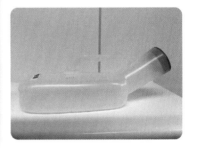

❸ 発達段階に合わせた 「いつも通り」と「特別感」のある環境をつくる

　家庭や保育園等で習慣化されたこととの違いに対する不安，治療に伴う気分の落ち込み，点滴挿入中の抜去への不安等，子どもの心理・発達面からくる拒否反応もあります．治療のためには，身体を清潔に保つことが大切であることを伝えたうえで，子どもたちの「トイレに行ってみよう」「お風呂に入ってみよう」という気持ちを引き出すことも大切です．そのためには，「いつも通り」を継続できるように，トイレトレーニング中の子どもには，幼児用のトイレの利用を促して成功体験を重ねることも大切です．お風呂も親と一緒に入室し，シャワーができるように工夫をすることもできます．「いつも通り」に加えて，「特別感」を感じられるようなご褒美，たとえばお風呂でのバスボム遊び等があると，楽しいから行ってみようという前向きな気持ちにつながるでしょう．

第1章
第2章
第3章
第4章
一覧集

プロのテクニックが満載！場面別Q&A

1 医療環境

▶図 幼児用トイレ

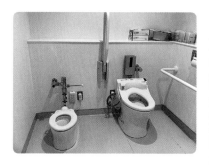

\Tips/

「いつも通り」と「特別感」の工夫

● 全年齢：午前中，お昼寝の後，リハビリの後などできるだけ決まった時間に入浴や清潔ケアを行い「いつも通り」を作る

● 乳児期：タッチングや声かけで安心できる関わりに努める

● 幼児期：お風呂で遊べるおもちゃやバスボムの使用，壁に貼るイラストなどで楽しめる工夫をする

▶図 バスボム

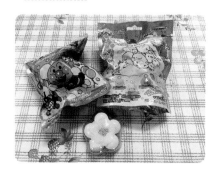

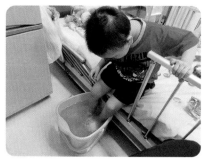

▶図 シャワールームの壁のイラスト

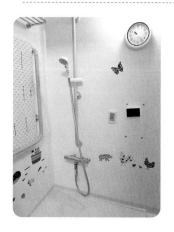

Question 3

病室とプレイルームでの遊びの違いとは?

Answer

1. プレイルームでの遊び:音や声を出したり,大きく身体を動かしたり,一人ではできない遊びができる

2. 病室(大部屋)での遊び:同室者(児)に配慮しつつ,その子がそのときに必要な遊びをする

3. 子どもが安心して遊ぶことのできる環境を整える

子どもの気持ち

プレイルームは小さい子が遊ぶところだもん

しんどいから静かにしてほしいな…

多くの小児病棟には,プレイルーム・エリアがあると思いますが,どのような環境でしょうか.乳幼児向けのおもちゃや絵本ばかりが並んでいれば,乳幼児にとっては楽しい場所でも,学童期や思春期の子どもたちは,自分たちの遊ぶ場所ではない,居場所がない,と感じるかもしれません.一方で,病室は遊ぶためだけの場所ではありません.大部屋には,元気いっぱいで遊びたい子どももいれば,痛みや気分不良などのため,大きな声や音がつらいと感じる子どもがいることもあります.

1 医療環境

❶ プレイルームでの遊び

　プレイルームでは，声や音を出したり，身体を動かしたりと，いろいろな遊び方が可能です．幅広い年齢の子どもたちの居場所として自由に遊ぶことのできる環境を整えます．広いプレイルームがある病棟も，そうでないところも，スペースの使い方，家具やおもちゃの配置により，さまざまな年齢の子どもたちが居心地よく過ごせる場所をつくることができます．乳児が腹臥位で遊んだりハイハイできるエリアや，身体の小さな幼児に合わせた椅子やテーブル，学童期の子どもたちが集まってテーブルゲームができるような配置など，ひとつの部屋の中でも遊びの種類やテーマに応じてエリアを分け，それぞれの発達段階に合った設備や本，おもちゃ，ボードゲームなどの遊び道具を用意することが大切です．施設によっては，思春期の子どもたち専用の部屋を設けているところもあります．

▶図　プレイルーム

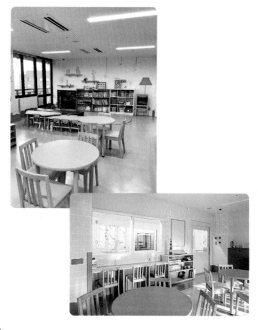

\Tips/

年齢別の遊びやおもちゃの例
- 乳児期：ラトル，モビール，音や光の出るおもちゃなど
- 幼児期：しかけおもちゃ，おままごとなどのごっこ遊び，ブロック，ミニカーや電車のおもちゃなど
- 学童期：パズル，カードゲーム，ボードゲームなど
- 思春期：カードゲーム，ボードゲーム，卓球台など

❷ 病室（大部屋）での遊び

　プレイルームとは異なり，病室は，つらいとき，休息を取りたいときに過ごす場所でもあります．とくに混合病棟の場合，大部屋には，術後の痛みに堪えている子ども，化学療法中で気分不良を抱えている子ども，大量補液や治療の影響で睡眠不足の子どもがいることもあります．異なる年齢層の子どもたちが同じ部屋で生活していることもあるでしょう．生活時間や遊び方の違いを踏まえ，音の出る絵本やおもちゃ，通信ゲームなどは，音量に注意する，お昼寝の時間や消灯時刻以降は使用を控えるなど，ルールを決めておくことで，ニーズの異なる同室の子どもたちが心地よく一緒に過ごすことができます．

> ＼**Tips** ／
>
> **大部屋での遊びのルール**
> - 音の出るおもちゃは音量を下げるか，できるだけ持ち込まない，ヘッドホンをして楽しむ
> - 通信ゲームに関するルールを決めておく，家族に家庭での使用のルールを確認する
> - 複数人で遊ぶときは安全面にも注意し，共有スペースの使い方に配慮する

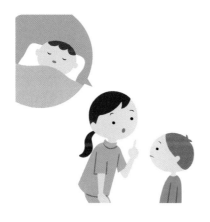

❸ 子どもが安心して遊ぶことのできる環境を整える

　楽しむための遊び，経験を振り返るための遊び，自己表現としての遊び，コミュニケーションの手段としての遊びなど，遊びは多くの役割を担っており，子どもにとってなくてはならないものです．子どもの希望が叶うことの少ない医療現場において，プレイルームを安心して遊ぶことのできる場所として守るためには，より踏み込んだ環境調整が必要です．いつ嫌なことをされるかわからない，と子どもが感じていたら，安心して遊ぶことはできません．プレイルームは医療行為禁止となっている病院が多いとは思いますが，痛みや苦痛を伴わず，処置でもない，と医療者が考えることでも，子どもは恐怖を感じるかもしれないことを念頭において配慮することが大切です．また，プレイルーム内の飲食禁止のルールは，食事の制限や術前の絶飲食中である子どもが，誤って食べてしまわないようにするためだけでなく，制限のある子どもたちがそのつらさから逃れられる場所を維持することも必要です．

▶図　**子どもが恐怖を感じる懸念のある医療行為**

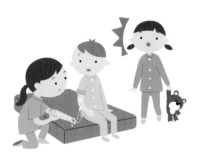

\Tips/

医療者にとっては，子どもが苦痛や恐怖を感じるとは気づきにくい医療行為
- 生食・ヘパリンロック
- 点滴・輸血をつなぐ
- 末梢ルートなどの抜針
- 服薬
- 診察（医師の聴診や創部の確認）
- バイタル測定

医療スタッフにとっては，「PICC（末梢挿入式中心静脈カテーテル）のヘパリンロック」であっても，子どもによっては「注射をしようとしている」場面に見えることもあります．

Question 4

きょうだいが病棟入口で
安心して待てる工夫は?

Answer

① 明るい照明や装飾とソファーの設置で，安心できる空間にする

② スタッフの声かけで「よく来たね」「待っててえらいね」という気持ちを伝える

きょうだいの気持ち

病院ってなんだか暗くて，怖そう，どんなことをされているんだろう

私（ぼく）はここにいていいのかな？

　ドラマやアニメのイメージから，なんとなく「病院」という場所のイメージを持っている子どもたちは，実際にきょうだいが入院している病院に来たとき，「暗くて怖い」「痛いことをされている」「なんだか変な臭いがする」というネガティブな想像をふくらませて不安な気持ちで待っているかもしれません．行き交う大人や医療者は，病棟の中と外を出入りしているのに，きょうだいだけが取り残されてしまうと，なぜ入れないのかな，ここにいていいのかな，と疎外感を感じることもあるでしょう．

❶ 明るい照明や装飾とソファーの設置で，安心できる空間にする

　特別な空間がなくても，座って待つことができるソファーがあれば，来院したきょうだいにとって，ここで待っていてよい，という印象と安心につながります．また，季節の装飾や入院している子どもたちの作った作品を飾るスペースがあれば，保育園や小学校の廊下と同じような雰囲気を感じ，病院にいても，入院している子どもたちが楽しいことをしながら過ごしていると知ることができます．

　病棟の中と外のどちらからも入ることができる，家族面会室があれば，よりよいでしょう．面会制限で直接病室に入って面会ができないきょうだいは，窓越しやテレビ電話越しで入院している子に会って話せる機会を設けることも大切です．

▶図 **季節ごとに変わる壁面イラスト**

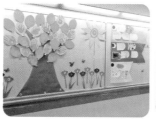 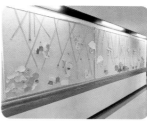 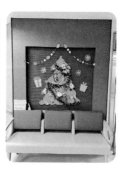

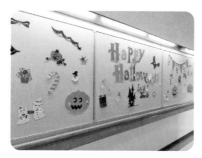

Tips/

待合エリアにあると便利なもの
- ソファー
- 本棚
- 簡単な工作キット
- 窓越し面会時に使用する，病棟の中と外をつなぐ電話やタブレット

第1章

第2章

第3章

第4章

一覧集

プロのテクニックが満載！場面別Q＆A

❷ スタッフの声かけで「よく来たね」「待っててえらいね」という気持ちを伝える

　待合スペースが狭く，装飾や作品を飾ることができずに，環境を整えることが困難な場合は，きょうだいへの医療者の関わり方や声かけの工夫で安心してもらうことも大切です．例えば，病棟の外で待っているきょうだいに声をかけ，名前を呼んでお話し，入院している子が病院でどのように過ごしているかを伝えます．また，待っているきょうだいの好きなことや家でどのように過ごしているかといったことを聞くなどコミュニケーションをとって過ごすことができます．特別なきょうだい支援はできなくても，きょうだいを応援する気持ちを伝える方法は十分にあります．

▶図 **声かけの例**

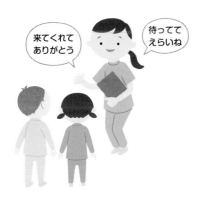

来てくれてありがとう

待っててえらいね

\ Tips /

● きょうだいの名前を確認し，声かけをするときも名前で呼ぶ

●「よく来たね」，「お家でお留守番をよく頑張ってるね」などのねぎらう声かけをする

● 入院している子の様子や病院の中のことを伝える

● きょうだいの好きなことや学校での様子を聞く

Question 5

> ### 外来やクリニックの待合室を
> ### 居心地よくする工夫は?

Answer

① 来院する患者・家族みんなが心地よく過ごせる環境を整える

② 診察までの時間を長く感じさせない工夫をする

子どもの
気持ち

誰か泣いてる声がするよ.
注射してるのかな…

いつになったら帰れるの!
待ちくたびれたよ…

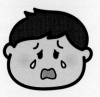

　多くの子どもにとって,病院は非日常です.医療的な知識や経験が乏しいことに加えて,予防接種を受ける場所であったり,体調が悪いときに行く場所でもあったりすることから,病院は痛いこと,嫌なことをされるところ,と思っている子どもも少なくありません.そんなときに,家とは違い,おもちゃなどほかに集中できるものもない中で,子どもの泣き声が聞こえてきたり,長い時間待っていたりすると,子どもの想像はどんどん膨らみ,不安や緊張が募ります.

① 来院する患者・家族みんなが心地よく過ごせる環境を整える

　小児科外来やクリニックを訪れる患者は，乳児期から思春期まで，年齢が幅広く，それぞれの興味や背景も大きく異なります．小児科というと，子どもの好きなアニメのキャラクターなどで装飾された空間を想像するかもしれませんが，これらに心惹かれる子どももいれば，その幼稚さの中に自分がいることを場違いに感じてしまう学童期や思春期の子どももいます．特定の年齢の子どもだけに魅力的な空間ではなく，誰もが心地よく感じられる環境づくりを念頭に，待合室や診察室の装飾やレイアウトを工夫するとよいでしょう．また，発熱や気分の悪さがあり，不安を抱えて待っている子どもや家族にとっては，普段は些細なことに思える音や空調の設定温度，照明なども，不快な刺激となって大きな負担になることもあります．こうした影響を考えながら，待合室での環境を整えていくことが大切です．

▶図　**低年齢の子ども向けの空間で居心地が悪そうな思春期の子ども**

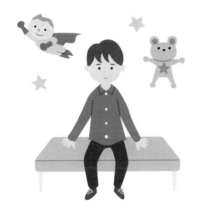

▶図　**外来の季節の飾り付け**

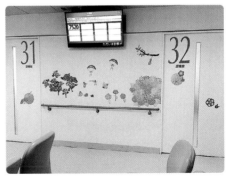

＼Tips／

- ●"病院感"を感じさせない温かい色の壁紙や，季節を感じられる飾り付け
- ●室温や明るさなどの環境調整
- ●診察室や処置室の音や声が待合室にまで響かないように工夫する

② 診察までの時間を長く感じさせない工夫をする

　診察を待っている間，遊びなどほかに集中できるものがあればよいのですが，何もすることがないと，子どもたちの不安や緊張はどんどん高まっていきます．「何されるのかな？」「注射はあるかな？」「苦い薬を飲むように言われたらどうしよう…」．広いプレイエリアがない場合でも，子どもが待ち時間を過ごせるように工夫することはできます．例えば，迷路や間違い探しなどの知育プリント，探し絵本，小さめのテーブルゲームなどは，椅子に座って遊ぶことができ，大きなスペースを必要としません．また，付き添いの家族向けに壁面を活用し，読み物や，検査・処置の際に子どもをサポートするコツなどを掲示するのもよいでしょう．

\Tips/

待合室に用意するとよいもの
- 書籍：探し絵本，クイズ・なぞなぞ，なぞ解き本　など
- おもちゃ：パズル，積み木やブロック，ままごとセット，工作キット　など
- ゲーム：持ち運びできるボードゲーム，カードゲーム　など
- 知育プリント：迷路，点つなぎ，間違い探し　など（クリップボード，鉛筆などを一緒に用意）
- 掲示物：ウォールステッカー，抱っこでの採血・予防接種の受け方や，ディストラクション（＊「処置・検査・手術」の項目を参照）のポイントなどを記載したもの　など

▶図　待合室に用意するとよい絵本の例

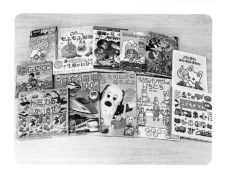
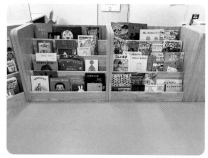

Question 6

成人病棟や混合病棟に入院する思春期の子どもにとって，居心地のよい環境をどう作る？

Answer

① 信頼関係を築くために，日常的にコミュニケーションを図る

② 子どもが自分で選択できることを増やす

③ 子ども同士のピアグループをつくる

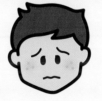

子どもの
気持ち

大人でも子どもでもない．宙ぶらりん

誰も自分の気持ちをわかってくれない

　自分でできることが増え，家族と過ごす時間よりも友人と過ごす時間が増える思春期の子どもにとって，成人病棟に入院することは非常にストレスフルです．大人に比べたら，うまくできないこともたくさんあるので，大人扱いはしてほしくない．でも子ども扱いもしてほしくない．そんな複雑な年代であるからこその，葛藤，孤独，寂しさを誰にもわってもらえない，と心を閉ざしてしまいたくなります．プライバシーの確保が難しい場合が多く，まだ若いのにかわいそうと，周囲の大人や面会者からジロジロと見られ，部屋や共同スペースで親

世代や高齢の患者と一緒に過ごすことに，羞恥心や違和感を覚えるという声もたびたび聞かれます．

❶ 信頼関係を築くために，日常的にコミュニケーションを図る

　思春期の子どもたちとの関わりで最も重要なことは，信頼できる関係性を築くことです．彼らがありのままの中学生・高校生でいられる時間を想像しましょう．休み時間や放課後に友人と他愛もない話をするイメージで，医療者と患児という立場はありながらも，気兼ねなく，気楽に話や相談ができるような関係性が築けると，普段のケアにもつながるよりよいコミュニケーションのきっかけとなるでしょう．また，話をすることが苦手な思春期の子どもとの関わりでは，「はい」「いいえ」で答えられる，クローズドクエスチョンも効果的です．

\ Tips /

思春期の子どもたちとの関わりのポイント
- 自分の考えや思いの表出を待つ
  無理に聞こうとしない
  (例) 言いたくないときは言わなくてもいいよ．
- 表情から汲み取り，代わりに言語化して伝える
  (例) さっき，実はちょっと嫌だったんじゃないかな？
- 受け止め，共感する
  (例) そうだよね．そんな風に思うよね．

② 子どもが自分で選択できることを増やす

　病院に入院し，治療を受けるにあたり，普段であれば，自分でできていたことができなくなることが増え，親や医療者を頼らなければならない状況が多くあります．思春期の子どもは制限やできないことばかりに目が向きがちになってしまいますが，医療者が「できること」を一緒に探し，子ども自身で決めることを促し，選択できることを増やすサポートをしましょう．閉ざしてしまいそうになる思春期の子どもの気持ちのなかに，「一緒に寄り添って考えてくれる」という安心感や自信と希望が生まれるでしょう．

\ **Tips** /

選択できることの具体例
- 1日のスケジュールを立てる
- 食事内容（小児食か成人食か）
- 子どもが苦手なことを共有
- 入院中に治療以外で挑戦してみたいこと（例：語学や資格の勉強，ゲームや趣味）
- 自分のベッド周辺の整理や置き場所の工夫

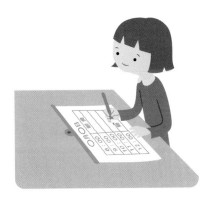

プロのテクニックが満載！ 場面別Q&A

❸ 子ども同士のピアグループをつくる

　家族や大人から離れて，自分らしくいられる時間を探す思春期の子どもたちに必要なのは，同年代との関わりがもてる，ピアグループです．ピアグループとは，同年代の子どもたちを集めて，グループでの遊びやコミュニケーションを通して，同じような経験をしている仲間と交流し，治療に対する思いを語り合い，支え合える関係性づくりを目的とした集まりです．しかし，成人病棟に入院する思春期の子どもは決して多くありません．ピアグループを作ることや，一緒に活動することが難しい場合は，個人情報に配慮し，本人の許可を得たうえで，「前に入院していた同じ年くらいの子は○○のとき，○○って言っていたよ」と同じような経験をしている同年代の子の意見を間接的に伝えてもよいでしょう．また，思いを書き込める交換ノート（図）のようなものを作ることで，一人じゃないと感じられ，孤独感や寂しさに寄り添ってくれるでしょう．

▶図 **ティーンズノート**

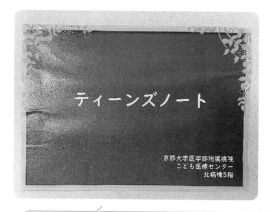

ティーンズノート

京都大学医学部附属病院
こども医療センター
北病棟5階

\Tips/
一体感が感じられるピアグループの遊びの例
● カードゲーム・ボードゲーム大会
● みんなに聞いてみたい質問を書いたジェンガ
● 他己紹介（隣にいる人をみんなに紹介）

子どもたちに，自由に書き込んでもらうことが難しい場合は，お題を提示して，書いてもらう方法もあります．
例：あなたのストレス発散方法は？ 退院したら行きたい場所は？ 好きな音楽・おススメ動画・あなたの推しを教えて！

AYAルームとは

　子どもたちにとって安全で楽しい場所として，多くの小児病棟にはプレイルームがあります．一方，思春期の子どもたちにとって，プレイルームは，"子どもっぽい場所"という印象を与えやすく，居心地のよい場所ではありません．そして，思春期の子どもたちが落ち着く場所として，AYA*ルーム・思春期ルームを設置する病院が増えています．

　入院中，思春期の子どもたちは，カーテンを閉じ，自室に引きこもりがちです．その結果，夜遅くまで起きていたり，治療やリハビリに集中できないこともあります．AYAルームは，思春期の子どもたちが集まって一緒にボードゲームをしたり，映画を観たり，勉強をすることができる空間です．自室以外の部屋に行くことで，勉強に集中できたり，気持ちを切り替えることができます．また，同じ世代の子どもたちと関わることで，"自分だけじゃない""同じように治療をがんばっている子がいる"と，仲間意識も芽生えます．AYAルームを活用することで，子どもたちが規則正しい生活を送り，退院後の生活にスムーズに戻れるように支援することができます．

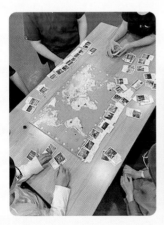

* AYA：思春期・若年成人をさす Adolescent and Young Adult の頭文字をとったもの.

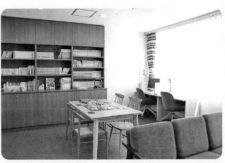

Question **7**

> ### 処置室を子どもが怖がらずに入れる
> ### 環境にするにはどうしたらよい?

Answer

① 子どもの視点を大切に,可能な限り環境改善を工夫する

② 医療資材を子どもから見えないように隠す,整理整頓する

③ 子どもの興味を引くものを配置する

④ それぞれの子どもにとって安心できるもの/人を配置する

子どもの
気持ち

なにするの? 見たこと
ないもの,知らない人
たち.なんだか怖いよ

また痛いことするの?
もう嫌だよ!

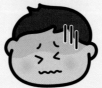

　処置室は子どもたちにとって "馴染みある場所" とはかけ離れた "慣れない人" "慣れない物" ばかりある所です.そんな処置室に初めて入る子どもたちが,処置室についてよいイメージを持つことは少ないのではないでしょうか.「なんだか怖い」「痛いことをされそう」と警戒心を強め,処置室へ入ることを拒否する子がいたり,一見大人から見ると "お利口さん" に見えても,心の中は恐怖心でいっぱいで萎縮している子がいたりします.処置室からほかの子の泣き声が聞こえてき

た経験や，以前に苦痛な体験したことがある場合は，その子にとって
"入りたくない場所"になってしまうこともあります．

① 子どもの視点を大切に，可能な限り環境改善を工夫する

　一概に処置室と言っても，病院や科によって処置室の雰囲気や医療資材も違うでしょう．真っ白な壁に処置ベッドと椅子が一つずつあるだけの空間や，処置ベッドに医療機器，救急カート，消毒物品のワゴンや医療資材の棚などで煩雑な処置室環境になっているかもしれません．処置室環境を改善したくてもその施設の決まりや予算によってできることに限りがあるのではないでしょうか．どんな環境でも，何より大事なことはスタッフの「想像力」です．子どもの視点に立って想像し，子どもたちは，処置室環境のどんな点に怖さや不安を感じていて，何をどう改善したら安心感を得られるかを考えることです．医療的処置への怖さを全て取り除くことは難しいかもしれませんが，子どもたちが「処置は怖いな」「処置室に行きたくないな」

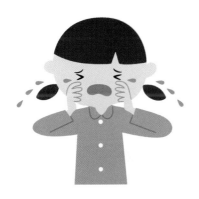

> ＼**Tips**／
>
> **感覚的刺激への工夫**
> ● 視覚的刺激への工夫：安心できる色合いの壁紙，ウォールステッカーやイラスト，照明器具の工夫，自宅のような照明具合（明るすぎず暗すぎない落ち着く照明）
> 　医療資材の棚扉は閉めておく，注射器や針は見えないようにする
> ● 聴覚的刺激への工夫：同時に複数人で話しかけることを避ける，落ち着くBGMを流す
> ● 触覚的刺激への工夫：心地よい処置ベッドや椅子，縛られる感覚の少ない駆血帯（＊使用が難しい場合は服の上から駆血帯を巻くなどの配慮）

と感じながらも，「がんばりたい」「がんばれたよ」と思えるような環境づくりを心がけましょう．

❷ 医療資材を子どもから見えないように隠す，整理整頓する

　多くの処置室は，設置当初は子どもたちのためにいろいろな工夫が施されていたとしても，徐々に医療者が日々の業務をこなすのに便利な場所へと変容してしまうことがあります．医療資材の収納のために目隠し付きの棚を用意したとしても，扉が開きっぱなしになっていたり，手に取りやすい場所に医療資材が置きっぱなしだったりすると，その山積みの医療資材は子どもにとっては不必要な刺激になってしまいます．そういったことを防ぐためにもスタッフにとって使いやすくわかりやすい物品の配置は必要です．整った環境を維持することを念頭に置いて，処置室内の環境改善を行いましょう．

▶**整頓前の処置室**

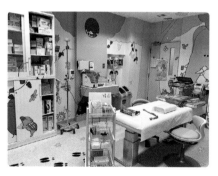

▶**整頓後の処置室**

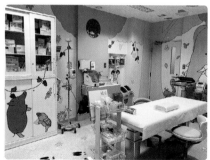

\ Tips /

- ●物品の必要量を把握し，整理整頓しやすい配置を考える
- ●処置に使用しない物は子どもの目に入らない所に片づける
- ●物品用戸棚の引き出しやワゴンの扉，パーテーションは常に閉める

❸ 子どもの興味を引くものを配置する

　子どもたちの「なんだか怖いな」を全て取り除くことはできませんが，子どもたちの好奇心を引き出し，「入ってもいいかな」と思えるようなアイテム（おもちゃや絵本など）を処置室に置いておくと効果的な場合があります．子どもの興味や注意関心を引きつけると，周囲の環境にまであまり意識が向かず，そのまま処置室に入ることができることもあります．併せてスタッフが子どもの興味を引くように声かけをすることも必要です．子どもの興味を引くアイテムの配置と的確なタイミングでの声かけや会話などによって子どもの意識が処置だけに集中して恐怖心が高まってしまうことを防ぐことができます．

\ Tips /

子どもの興味を引くアイテム
- 乳児期：鈴やガラガラなど音の出るおもちゃ，レインドロップス
- 幼児期〜学童前期：オイル時計，光るおもちゃ，カード，『ミッケ！』(小学館)などの探し絵本や数を数える絵本
- 学童後期〜：スクイーズ，ストレスボール，探し絵本　など

▶ **シルエットクイズ (沖縄県立南部医療センター)**

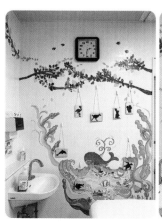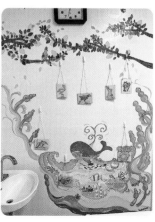

左：動物のシルエット
右：シルエットのウラには正解がイラストで描かれている

▶重なると絵が変化する戸棚
（横浜市立大学附属病院）

▶光るウォールステッカー
（島根大学医学部附属病院）

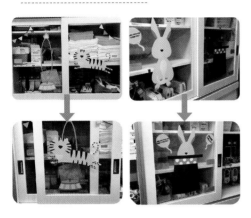

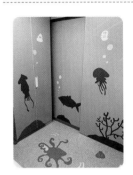

**④ それぞれの子どもにとっての安心できる
もの/人を配置する**

　子どもたちは，年齢・性別・興味のあることなど，それぞれに個性があります．子どもにとって目を引くものや安心するものもきっと違うでしょう．少しでも子どもたち一人ひとりに合わせた環境にするために，処置室へ持っていくもの，そばにいてくれると安心できる人を一緒に考える，提案することも，ソフト面の支援になります．

\Tips/

安心できるもの/人
● 乳児期：親，親のにおいがする服/ブランケット，おしゃぶり，など
● 幼児期/学童前期：お気に入りのぬいぐるみやおもちゃ，好きな絵本，クッション，ブランケット，慣れているスタッフ　など
● 学童後期/思春期：ゲーム機，好きな音楽，推し（好きな有名人）の写真，お守り，携帯電話，タブレット　など

Question 8

採血や点滴挿入などの針穿刺を嫌がる
子どもにどう対応すればよい？

Answer

① 採血・点滴挿入についてどの程度理解し，何が嫌なのかを聞く

② 採血や点滴挿入の必要性を子どもにわかる言葉・方法を使って説明する

③ 子どもが採血や点滴挿入の流れをイメージできるようにプリパレーションする

④ 採血や点滴挿入中に"がんばれる方法"を子どもと一緒に考える

⑤ 採血や点滴挿入が終わったら必ず子どもを褒める

なんで痛いことを
しないといけないの？

悪いことしたから
注射されるのかな

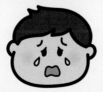

　病院にいる子どもたちは，来院の理由や，検査の必要性を説明されずに，急に採血や点滴をされることがほとんどです．そのため，なぜ病院に来たのか，なぜ痛いことをされるのか，理由がわからず混乱します．自分が何か悪いことをしたせいかもしれないと勘違いしてし

まうこともあります．また，処置をする部屋は，見慣れないものばかりが置いてあり，駆血帯や注射器を見るだけで怖くなって泣いてしまう子どももたくさんいます．子どもにとって，"知らないもの""わからないこと"が不安な気持ちを増強させます．

① 採血・点滴挿入についてどの程度理解し，何が嫌なのかを聞く

　子どもが採血を嫌がっているとき，「痛いから嫌がっている」と決めつけていませんか？　子どもが検査についてどの程度理解していて，何を嫌がっているのかを聞くことが大切です．過去の採血の体験を思い出して嫌なのか，あるいは採血が初めてでもどんなことをするのか知っていて怖がっている場合もあれば，処置室に行くこと自体を嫌がっている場合もあります．痛みを伴う処置や検査を経験したことがあるのか，今回が初めてなのか，まずは子どもに聞いてみましょう．ほとんどの子どもたちは予防接種を経験していますが，これらの処置は予防接種とは違う怖さがあるので，これらの処置をしたことがあるのか，親にも確認をします．そして，採血や点滴挿入をすでに経験したことがある場合は，そのときどんな様子だったのかも一緒に聞くとよいでしょう．

\Tips/

前回の採血や点滴挿入のときに"暴れて大変でした"という親からの返答があれば，子どもから嫌だったポイントを聞き取り，できるだけその子にとっての嫌なことが少なくなるように医療者間で話し合う

【質問の例】
● この前は何が嫌だったのかな？
● 採血をするお部屋が嫌い？
● お母さんやお父さんの抱っこがいい？
● 手や腕を押さえつけられて嫌だった？
● お母さんが一緒に入ってくれないのが怖くて嫌だった？

第1章
第2章
第3章
第4章
一覧集

プロのテクニックが満載！ 場面別Q&A

② 採血や点滴挿入の必要性を子どもにわかる言葉・方法を使って説明する

　子どもに採血や点滴挿入の必要性を説明するときは，子どもの年齢や発達段階に合わせた言葉を使います．子どもが嫌がって泣いていたり，怒っている場合，親も気持ちが不安定になりやすいのです．子どもにも親にも大切な検査であることをきちんと伝えましょう．「血を取る検査は，○○ちゃんの身体が元気かどうか知ることができるから，大切な検査なんだよ」「ちくっと痛いけど，採血の検査をがんばってくれると嬉しいな」など，採血が痛みを伴うことは，嘘をつかずに伝えます．同時に，前向きな言葉かけをしながら子どものがんばる気持ちを盛り上げましょう．

\ **Tips** /

言葉選びを工夫する
- 採血→血を少し取る検査
- 点滴→細いチューブから大切なお薬を身体に入れる，届ける

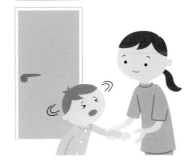

処置室

③ 子どもが採血や点滴挿入の流れをイメージできるようにプリパレーションをする

　子どもが採血や点滴挿入の流れを知ることで，これからどんな部屋で，何をするのかを理解することができ，子どもの不安感を軽減することができます．効果的なプリパレーション（心の準備）をするためには，子どもの年齢や発達段階と，その子の個別性に応じて，写真や人形，医療資材（駆血帯，アルコール綿，針なしシリンジ，針を収納した翼状針）を選びます．例えば，子どもにお医者さん役をしてもらって，人形に駆血帯を巻く経験をすると，駆血帯自体

は怖いものではないことを知ることができます．そして，針を刺す真似をする
ときに人形を動かすと，針が狙った血管部位に入らず，採血がやりにくいこと
を体感できます．「手が動くと上手に採血できるかな？」「じっとしていたらす
ぐに終わるね」など，声かけをしながら，大切なポイントは何度か繰り返し伝
えます．採血や点滴挿入時の大切なポイントは，"手を動かさない"ことなの
で，「泣いてもいいし，大きな声が出ても大丈夫だけど，手は動かさないでね」
と，伝えます．

▶図 **人形を使ったプリパレーションの様子**

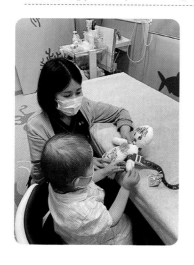

\ **Tips** /

写真を使用したプリパレーション例
①処置室の写真
②親に抱っこされる子どもの写真
③駆血帯を巻いた写真
④アルコール綿で消毒している写真
⑤採血している写真
⑥ご褒美シールの写真

④ 採血や点滴挿入中に"がんばれる方法"を 子どもと一緒に考える

　子どもは採血や点滴挿入の必要性と流れを説明されても，すぐに"がんば
る"という気持ちにはなりません．針を刺されるのはもちろん嫌なことです
し，いざ，処置室に入って怖くなって泣いたり，逃げ出そうとしてしまうこと
もあります．処置用の椅子に座っても，自分からなかなか手を前に出すことが
できないこともあります．そこで，子どもが「怖い」「やっぱりやだ」と思った
ときに，どうしたらがんばれるのか，一緒に考えることもプリパレーションの
大切な過程です．子どもが"自分でがんばる方法を選んだ"と思えるように，

Tips のような子どもの自己コントロール感を高める質問をする（選択肢を提示する）ことで，子どもは自信をもてるようになります．

\ **Tips** /

採血時の子どもへの質問例
「採血は一人で座ってする？ それとも膝の上の抱っこでする？」
「今まではどうやって採血したら安心してできた？」
「採血中に動画を見たり音楽を聞きながらする方がいい？ それとも静かな方がいい？」
「採血する手は見る方がいい？ それとも見ない方がいい？」
「怖いなーって思ったらどうしよっか？ 数を数える？ 深呼吸をしてみる？」

⑤ 採血や点滴挿入が終わったら必ず子どもを褒める

採血や点滴挿入が終了したら，子どもが"がんばれた"と思えるように，必ず褒めます．褒めるときの言葉は，具体的な方が，子どもの心に残り，次のがんばりにもつながります．「上手にできたね」という言葉だけでは，何が上手だったのか伝わらないかもしれません．「手を動かさなかったから採血が早く終わったね」「上手に手をじっとしててくれたね」など，具体的に褒めてあげてください．子どもが痛みを伴う採血や点滴挿入といった針穿刺に対する負のイメージをできるだけ持たないように，自己肯定感を高めて検査を終えられるようにサポートします．

\ **Tips** /

子どもを褒める言葉の具体例
「痛くて嫌だったんだよね．でもよくがんばったね．これでもう検査に出せるからね」
「嫌な採血をがんばってえらかったね」
「ここまで歩いてきてすごかったね」
「腕を自分で先生の前に出せてカッコよかったね」

Question 9

> 『それって痛いの?』と痛みを伴う処置に
> ついて聞く子どもにどう答える?

Answer

① 子どもには絶対に嘘をつかない

② 子どもの恐怖心を少しでも和らげる方法を一緒に考える

③ 親と一緒にいることで怖い気持ちや痛みを軽減できる

子どもの
気持ち

病院は痛いことをする
ところだから,きっと
この検査も痛いだろうな

ママは痛くないって
いったけど,本当かな

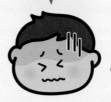

　検査の前に,「それって痛い?」と,子どもが質問することがよく
あります. 多くの子どもたちは,"病院＝注射,痛いことをするとこ
ろ"というイメージを持っているのではないでしょうか. 大人も子ど
もに対して,「そんな悪いことしたら病院で注射してもらうよ」とい
う常套句を使用していませんか? その結果,子どもは,病院で行わ
れる検査や処置に対して恐怖心を持ちやすくなっています. 家族や医
療者が「痛くないよ」と言っても,疑心暗鬼の子どもはすぐには信用
してくれません.

① 子どもには絶対に嘘をつかない

　子どもは，初めて会う医療者に対し，「この人は信頼できるのか？」「何をするのだろうか？」と警戒します．どんな人かわからない医療者に言われたことは，すぐには信用できませんし，もし嘘をつかれたら，子どもたちは医療者を二度と信じないかもしれません．子どもとの信頼関係は，診察や検査を安全かつ正確に行うためには重要なことです．子どもには絶対に嘘をつかずに正直に伝えましょう．

　また，医療者の主観的な事実ではなく，子どもの視点に立って嘘をつかないことがポイントです．痛みを伴わない検査（血圧測定や浣腸など）でも，子どもは痛いと感じることがあります．子どもは，大人よりも感覚が敏感なので，熱い，冷たいなどいつもと違う感触に対して"痛い"と感じることがあります．例えば，血圧測定中の腕が締まる感覚を子どもは"痛い"と言います．血圧測定については，「腕がぎゅーって握られたみたいな感じがするよ」と，具体的に伝えることで，子どもでもイメージしやすくなります．

\Tips/

処置で子どもが感じる感触の具体的な説明例
- アルコール綿：冷たく感じる，ひんやりする
- キシロカイン®ゼリー：柔らかいクリーム・ゼリーみたい
- 造影剤：手がじんわりあったかくなる
- 駆血帯：手をぎゅっと/きゅっと握ったみたいになる

② 子どもの恐怖心を少しでも和らげる方法を一緒に考える

　子どもに「痛みを伴う検査」なのだということを正直に伝えることは大切ですが，それだけでは泣き出したり，怒って嫌がってしまうかもしれません．子どもは，痛みに対する恐怖心と拒否感の負のループに入ってしまうので，まずは子どもがどうしたら検査をがんばれるかを一緒に検討していきます．子どもの頭の中は「怖い」でいっぱいになっているので，その恐怖心や不安感を少し

55

でも和らげるために，できることを提案したり，一緒に考えます．例えば，探しものの絵本 [例：『ミッケ！』(小学館)，『どこどこどうぶつ』(河出書房新社)]を見たり，スクイーズなどを手で握ったり，ぬいぐるみを抱きしめるなどをすると効果的です．子どもの頭の中が否定的な言葉で 100％だったものが 50％くらいに減少でき，痛みを和らげることを目指します．

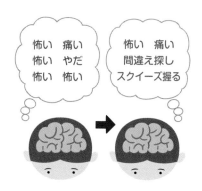

③ 親と一緒にいることで怖い気持ちや痛みを軽減できる

　子どもにとって親の存在は絶対的な安全域です．親に抱っこされることで，安心できますし，痛みを伴う検査も一緒にがんばることができます．検査のときに親は待合室で待つことも多いかもしれませんが，もし可能であれば検査に同席してもらいましょう．親へ正しい子どもの抱き方や支え方を説明して，安全に検査できるようにします．これにより，子どもの恐怖体験をできるだけ減らし，検査時間の短縮にもつながります．

　それぞれの施設の状況は違います．検査や処置が安全に行われることを優先し，可能な範囲で親が同席できるような工夫や支援を多職種で考えてみてください．親が検査に同席できない場合には，子どもに親がどこで待っているのかを必ず伝えます．そして，子どもが親から離れる時間をできるだけ短くしま

す．また，検査後は，親への説明として，なぜ検査に時間がかかったのか，検査室の中でどんな様子だったかなどを伝えましょう．

第1章
第2章
第3章
第4章
一覧集

プロのテクニックが満載！ 場面別Q&A

\Tips/

"抱っこ"で採血するときの抱き方

①前向きの抱っこ
- 処置台に向かって子どもも親も前向きに座る
- 親は子どもを抱きかかえるように腕を回す
- 子どもの採血をされる側の腕は，親の腕を子どもの肩の上になるようにする

②向かい合わせの抱っこ
- 親と子どもは向かい合って座る（コアラの親子のように）
- 子どもの採血をされる手は医師と看護師で支える
- 子どもの採血をされる側の腕は，親の腕を子どもの肩の上になるようにする
- 子どもの採血するのとは反対側に絵本や動画を持ってくると気がまぎれる

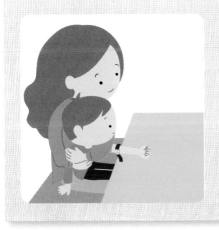
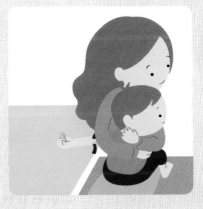

Question 10

検査の説明はどうすればよい?

Answer

① 子どもが知っていること知らないことを確認し,年齢・発達段階に合わせて説明する

② 子どもが検査中に経験する感覚をイメージできるように説明する

③ 子どもと親の反応を見ながら検査説明のフォローをする

子どもの
気持ち

検査って何をするの?

どんなことをするのか
わかんないから怖い!

　子どもは大人に比べると,経験も知識も少ないので,言葉だけの説明では正しいイメージを持つことができません.例えば,X線検査を,「写真を撮るだけの検査だよ」と説明されると,子どもは普段の写真撮影だと思って,"どんなポーズしようかな"と気楽な様子で検査室へ向かいます.しかし,無機質な検査室内や大きなX線検査の機械を見て,子どもは想像との違いに混乱してしまいます.「ぜんぜん違う!」「どうやって写真撮るの?!」「怖いから入りたくない」と,医療者に嘘をつかれたと思って検査が嫌いになるかもしれません.

第1章

第2章

第3章

第4章

一覧集

プロのテクニックが満載！場面別Q&A

❶ 子どもが知っていること，知らないことを確認し，年齢や発達段階に合わせて説明する

　子どもは一人ひとり経験してきたことが違います．同じ5歳でも，CT検査をしたことがある子もいれば，全く経験がない子もいます．検査の説明方法は，親子から今までの医療体験を確認して，その子が何を知っていて，何を知らないのかを確認してから，どんな方法で説明をするのかを決めます．初めに，親から検査の必要性や内容をどのように理解しているのかを聞き，子どもに対してどのように話をしているのかを確認します．その後，子どもがその検査についてどのように理解しているのか，何を思っているのかを聞き，誤解していることがあれば，その場で修正します．

\Tips/

検査前の親子への質問例

● 親へ「検査のことは子どもにどのように話をしていますか？」「この検査は初めてですか？」などと，子どもへの説明方法や経験の有無を確認する

● 子どもにも「なぜ病院に来たか知ってる？」「どんな検査か知ってる？」と聞き，子どもの返答から，理解度や反応を見る

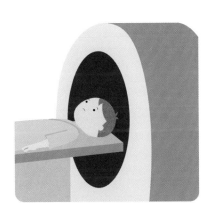

❷ 子どもが検査中に経験する感覚を イメージできるように説明する

　病院にはさまざまな検査があります．多くの子どもたちは，X 線検査や CT，MRI などがどんな検査なのか，言葉だけの説明では正しいイメージを持つことができません．例えば，X 線検査は，「窓のない部屋に大きな機械があって，その前に立って，硬い板に胸を当てて写真を撮る検査だよ」と伝えます．さらに，子どもが経験する音や感触も具体的に説明します．MRI 検査では，大きな音が鳴っているので，動画などを使って実際の音を聞いたり，硬い検査台に寝ることや狭いトンネルの中に入ること，撮影時間など，検査中に子どもが体験することを事前に伝えるようにしましょう．

\ Tips /

- 写真を使用すると，視覚的にイメージしやすい
  ①検査の部屋の写真（図1）　②撮影している様子の写真（図2）
- MRI検査の音は動画サービスを活用する
  https://www.youtube.com/watch?v=_QDatIUXnVs（キヤノンメディカルシステムズ：小児MRI検査説明用動画）
- https://www.youtube.com/watch?v=BW7T-jkVHMY（バイエル薬品：シロクマンのMRIアドベンチャー）
- 子どもが感じる五感情報を事前に伝えることで心の準備ができる〔検査台が硬い，狭いトンネルの中に入る，暗い部屋，大きい音（工事現場のような），室内の涼しさ，など〕
- 主観的な表現は使わない（全然痛くない，いいにおいがする，すぐに終わる，など）

▶図1 **検査の部屋**

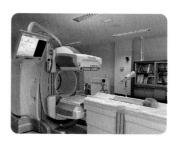

▶図2 **撮影している様子**

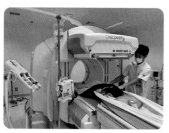

③ 子どもと親の反応を見ながら 検査説明のフォローをする

　検査の説明は，子どもが親と一緒にいるときにしましょう．親と離れると，子どもは不安になって説明に集中できませんし，医療者の質問に答えることができないかもしれません．何より，親は検査内容や検査結果を心配しています．子どもと親の反応を観察しながら説明をし，検査をするのが難しい場合などは医師と鎮静の必要性について相談してもらうこともあります．（詳しくは第2章 Q12 p.65 を参照）

＼ Tips ／

各検査の説明例
どんな検査？ なぜ検査するのか？ を子どもにわかるように説明する
【心電図】
- 心臓が健康に動いているかを知るための検査
- ベッドに横になって，胸と手と足にシールを貼って，身体を動かさないで，ゆっくり息を吸ったり吐いたりしてたら数分で終わるよ

【超音波（エコー）検査】
- 身体の中の大切な臓器（心臓や腎臓）がどんな形でどんな動きをしているか知るための検査
- ベッドに横になって，ゼリーみたいなものを塗って検査をするよ
- 検査中はできるだけじっとして動かないでね

【CT検査】
- 身体の中の写真を撮ることができる検査
- 大きなドーナツみたいな機械があるお部屋で，検査台に横になるよ．検査中は検査台が動くけど，じっとしててね

61

Question 11

> 耳鼻科の検査を嫌がる場合に
> どう支援する?

Answer

① 子どもが耳鼻科の検査をどう理解しているのか確認する

② 子どもと一緒に遊びながら,検査のイメージトレーニングをする

③ 親に正しい身体の支え方を説明し,協力してもらう

子どもの
気持ち

何をされるのか
見えないから怖い

痛いことするんじゃ
ないかな

　検査の中でも,耳鼻科の検査はどんな器材を使って,どんなこと
をするのか見えないので,子どもの不安や恐怖心を助長させます. 子
どもにとって耳鼻科の検査で使用する医療資材は,冷たく無機質で嫌
な感じがしますし,ヘッドライトをつけている先生も恐ろしい感じが
します. 子どもたちは,検査中の金属の音に対し「痛いことするん
じゃないか」「近くで音がして怖い」など,マイナスの気持ちを持ちや
すいです. 子どもの安心のためには,親の協力は不可欠です. 検査中
も親と一緒にがんばれるような体制を整えましょう.

① 子どもが耳鼻科の検査をどう理解しているのか確認する

　検査の前に，子どもと親に，検査をどのように理解しているのか確認し，初めての検査なのか，2回目以降なのかを聞き取ります．検査内容の必要性を再確認し，検査の流れを説明します．言葉だけの説明ではわかりにくい場合もありますので，検査の流れがわかるような写真やイラストなどを使用するのも有効です．親が流れを理解することで，検査に対する緊張がやわらぎ，子どもの不安軽減にもつながります．もし，子どもが検査に対し拒否的な反応をしている場合は，検査の何を嫌がっているのか確認します．部屋が嫌いなのか，音が嫌いなのか，検査器具が冷たくて嫌なのか，身体を押さえられて見えないから嫌なのかなど，子どもの気持ちをまずは聞き出します．

　そのうえで，医療者の対応や親の協力によって解決できることもあります．

\ Tips /

子どもは，話を聞いてくれた人に対し，友好的な感情を持つ．たとえ子どもの希望通りにできなくても，まずは話を聞く姿勢と共感する言葉かけに努める．
子どもへの声かけの例：
「検査の部屋が嫌なんだね」
「この検査はここでしかできなから，がんばってほしいな」

② 子どもと一緒に遊びながら，検査のイメージトレーニングをする

　2～7歳くらいの子どもは想像力が豊かなので，プリパレーション（心の準備）に人形を使うと検査をイメージしやすくなります．人形以外にも，子どもが持っている車のおもちゃやキーホルダーでも可能です．①人形が病院にやってきました，②耳（鼻）の中が元気かどうか先生に見てもらいます，③検査室でお母さんに抱っこされて，耳の検査をしました，④検査が終わって褒めてもらいました，というごっこ遊びを展開します．子どもは検査の流れを学びながら，検査に対する思いを表出することもできます．子どもに伝えたい大切なポイントは繰り返して伝えます．例えば，「検査はじっとしていた方が早く終わるね」「お母さんに抱っこしてもらって嬉しいね」「頭や顔が動くと見えにくいよね」「検査では針は使わないよ」などです．

③ 親に正しい身体の支え方を説明し，協力してもらう

　耳鼻科の検査は身体の支え方が一番大切です．また，子どもは親から離されると余計に抵抗することが多く，親の抱っこで検査をするのが最も安全で効果的なので，親に正しい抱っこ方法（図）の説明をすることが重要となります．検査室に入って，子どもが泣き出してしまうと，親は説明に集中できません．落ち着いて話を聞くことができるよう，親への説明は，検査室に入る前に，イラストや写真を示しながら行いましょう．

▶図 **正しい身体の支え方**

背をしっかり
背もたれにつける

子どもの肩を
腕の下に入れる

手を握る

検査時の多職種連携とは？

Answer

① 子どもの反応を検査部門のスタッフと共有する

② 初めて会う子どもと接するときには，距離感を大切にする

③ 子どもが検査を怖がっているときは，待つことができるかどうか医師または検査部門のスタッフに確認する

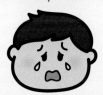

> 子どもの気持ち

> 検査室の人はなんだか怖いな

> なんで何も言わずに勝手に触ってくるんだろう？

　子どもたちは，病院でさまざまな医療者（医師，看護師，診療放射線技師，医療クラークなど）と対面します．病院の環境にいるだけで，子どもは不慣れな場所に緊張していますが，そのうえに知らない人から話しかけられて緊張感を高めています．また，白衣でマスクをしている医療者は笑顔など表情もわかりにくいので，子どもたちは怖い印象を持つことが多いです．

① 子どもの反応を検査部門のスタッフと共有する

　検査にはさまざまな部署のスタッフが関わるため情報共有が重要です．例えば，自閉スペクトラム症（ASD）で，音に敏感な子どもが MRI 検査を受けるときは，検査の前に，親から子どもの様子を聞き取り，その子と接するうえで必要な配慮や検査中に注意することなど，多職種で共有すべき情報を医師および検査室へ伝えることで，MRI 検査を落ち着いて滞りなく実施できるでしょう．もし，事前に“音に敏感”という情報がなく，年齢だけで判断していたら，その子への必要な配慮が欠けてしまい，大きな音に恐怖心を募らせて，動いて検査が中断するかもしれません．検査前に得た情報を検査室のスタッフと共有することは，子どもと家族だけでなく医療者にとっても，子どもの検査を安全に遂行するためにも重要なことです．

\ **Tips** /

多職種で共有したい情報
- 発達障害の有無
- 苦手な感覚(見えるもの，音，感触(触覚)，におい，閉所など)
- 持っていると安心するもの(ぬいぐるみ，ブランケット，タブレットなど)

② 初めて会う子どもと接するときには，距離感を大切にする

　検査前の子どもたちは緊張してドキドキしていることがほとんどです．いつもは社交的な子どもも，緊張しておしゃべりができなかったりします．そんなときに，白衣姿の知らない大人（医療者）が急に大きな声で話しかけたり，身体に触ったりするとびっくりしてしまいます．多くの子どもは白衣姿の見知らぬ人に触られるのが苦手なので，必要時以外は子どもには触らないようにしましょう．医療者との距離感が近いことで，子どもが泣き出したり，不安定な気持ちになってしまい，検査中にじっとできないことがあります．安心できる親

に抱っこされることや，慣れている医療者にそばにいてもらうことを優先し，子どもの安心感をサポートします．子どもの反応や様子を観察しながら距離を縮めていきましょう．

❸ 子どもが検査を怖がっているときは，待つことができるかどうか医師または検査部門のスタッフに確認する

　子どもの心の準備が整わず，検査室に入れないことや，検査中に動いてしまって正確な検査を実施できないこともあるでしょう．そんなときは，その検査は待つことができない検査なのか，条件によっては待つことができる検査かどうか，医療者間で相談します．子どもはいったん泣き出したり癇癪を起こしたりすると，気持ちを落ち着けるのに時間がかかります．興奮していると鎮静薬でも寝ることができないこともあります．もし，少し待てる検査であれば，仕切り直して検査に再挑戦するという方法も考慮しましょう．

＼ Tips ／

気持ちを落ち着かせる方法
- 嫌がったり泣き出したりしたら，一度検査室から出る
- 待合室で子どもと一緒に検査の流れを再度確認する
- 子どもと親だけで10分程度過ごしてもらう（廊下を散歩してもらうなど）
- 絵本を読んだり，ぬいぐるみで遊んだり，お気に入りのブランケットを持たせる

Question 13

手術を怖がる子どもにどう対応する?

Answer

① 子どもの理解度や過去の経験を確認し,「手術」という言葉を使って説明する

② 子どもが抱く不安や疑問を受け止め,配慮につなげる

③ がんばってほしいことを明確にポイントを絞って伝える

④ 安心につながる"できること"を提案する

子どもの
気持ち

ドラマで手術シーンを見たことある.寝ている間に身体を切るんでしょ?

途中で目覚めたらどうするの? とっても痛かったらどうしよう

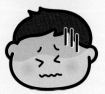

　初めてのことで漠然とした不安を感じる子どももいますし,周りの大人の不安感を感じ取り不安になる子どももいるでしょう.またテレビなどの情報から,想像が膨らみ必要以上に恐怖心を抱く子もいます.手術室は緊張感のある雰囲気,独特のにおい,見慣れない医療資材やスタッフたち…子どもの「怖い」に結びつく情報が多くあります.とくに過去に手術を経験した子どもは手術前後の苦痛体験によって,初回よりも恐怖心を強く感じる場合があります.

① 子どもの理解度や過去の経験を確認し，「手術」という言葉を使って説明する

　手術について親や主治医からどのように説明しているか，本人がどう理解しているかを確認します．親は「怖がらせたくないから」といった理由で説明を避けているケースもあります．その子にとって適切な情報が届いていない場合は混乱や誤解を生じることがあると，親や医療者が理解し，その時点で子どもが知るべき内容を検討することが大切です．医療者の会話や手術室の表示などで「手術」という言葉は見聞きするため，全てを隠すことは難しいでしょう．基本的には「手術」という言葉を使い，「手術」は身体の悪い部分を治す，病気から身体を守るために必要なことだと伝えましょう．（親が「手術」という言葉を使用したくない場合は第2章 Q15 p.77 を参照）

> **\ Tips /**
>
> 「手術ってなに？」と聞かれた場合の対応例
> - 乳児期：親の安心感が子どもの安心感につながるので，親の不安軽減に努める
> - 幼児期〜学童前期：「身体の悪い部分を治してもらう」と説明し，子どもが自覚する症状があればそれと関連して伝える
> - 学童後期〜：X線像や身体のイラストを使用し，手術をする理由をその子なりに理解できるよう説明する

② 子どもが抱く不安や疑問を受け止め，配慮につなげる

　子どもたちの"嫌だ"や拒否行動の背景にはさまざまな気持ちや理由があります．過去の経験を本人や親に聞いてみると，その背景にある思いや理由を知ることができます．子どものことを知ろうとすることは，子どもの視点を持ち，信頼関係を築くきっかけにもなります．その子の"怖いな"と思っているポイントを知り，もし不安につながっている誤解があればいったん受け止めたうえで誤解を解くようにしましょう．できるだけ配慮・調整することで，子どもたちは安心感を持てるようになります．

\ **Tips** /

麻酔導入時の配慮例
- 麻酔導入時の体勢やできること（動画を観ながら，など）を一緒に考える
- 麻酔導入時に親が付き添い，子どもの手を握ってもらう
- 麻酔導入マスクをつけるときは最初は少し口から離しておき，徐々に口に当てる
- 麻酔に対する不安を軽減する声かけ⇒麻酔科医がそばについていることや，他児の経験談を伝える

❸ がんばってほしいことを明確にポイントを絞って伝える

　病院では，よく説明はそこそこに「がんばろうね」「がんばったらご褒美をあげるから」と子どもたちが言われている場面に遭遇します．これから起こるとても怖そうな出来事は子どもの視点で見ると勇気が必要な関門がたくさんあります．例えば，手術前の浣腸，手術室へ自分で歩いていくこと，親と離れること，知らない人に囲まれること，手術室のベッドに寝ること，麻酔マスクを顔の前に不意に当てられること，などです．緊張感が高まるポイントは子どもによって違いますが，漠然とした励ましよりも，子どもにがんばってほしい行動に絞って明確に伝えることで，がんばる力が湧いてくることがあります．

\ **Tips** /

言葉かけの例
"子どもにがんばってほしいこと"は"そのときに安心につながるできること"とセットで伝えるようにする（次ページ参照）
- 前投薬：○○ちゃん/くんに一番がんばってほしいことは，手術室へ行く前にお口からお薬を飲むことだよ
- 術前浣腸：お薬を入れるときに○○ちゃん/くんには（写真・イラスト等でみせて）こんなポーズでじっとしていてほしいな
- 麻酔導入マスクをつけるとき：麻酔用マスクをお口にしばらく当てることが○○ちゃん/くんに一番がんばってほしいことなんだ．一緒にマスクを当てる練習をしてみようね

④ 安心につながる"できること"を提案する

　がんばってほしいことやポイントを伝えても,「それでもやりたくない!」となる場合もあるかもしれません. 可能な限り,「麻酔用マスクをお口に当てることが一番がんばってほしいことなんだよね. ○○するとうまくできたとほかの子が教えてくれたことがあるよ. 一緒に練習してみよう」「○○するときに安心できる方法ってなにかあるかな?」と子どもたちが安心できる方法を考える手伝いができるとよいですね.

\ Tips /

安心につながる"できること"を伝える声かけ例

● 前投薬:最初は甘くて, 後から少し苦い味が追いかけてくるから, お口に入れたらすぐにごっくんしてね

● 術前浣腸:その子が安心できるポジショニングの相談をする, 身体の力を抜く声かけをする. 「お尻が少しくすぐったいかも. 息をゆっくりスーって吐いてじっとしててね」

● 麻酔導入マスク:においが変わってくるかもしれない. においが変わってきたらシャボン玉を吹くときみたいにお口でふーって吹き飛ばしてね. 普通にスー, ハーと息をしていればよいからね/マスクにつける○○ちゃんが選んだフレーバーのにおいがしてくるからね. お口で息をスー, ハーしてたら眠くなるよ

Question 14

> ### 子どもが理解できる
> ### 手術の説明の仕方とは?

Answer

① 子どもが体験することを中心に見通しを持てるように説明する

② 年齢・発達段階に合わせて言葉を選び,情報量を調整する

③ 子どもに適したタイミングで,術後の変化を伝える

④ 感情の決めつけをしない

子どもの
気持ち

病院だし痛いことされ
そうだし何もかも怖い

悪いことしちゃったから
手術するのかな…

　「手術」のことはよくわからないけれど,医療体験で一番嫌なこと＝注射をされると思い込んでいる子や"包丁などで身体を切られる""血がたくさん出る"イメージを持っている子が多くいます. 自己中心的な考え方や捉え方をしやすい時期(2〜7歳ごろ)にある子どもたちにとって,病院に連れてこられて"手術"というなんだか怖そうなことをされるのは,何か悪いことをしたからだと感じることもあるでしょう[1]. 日常生活の中で「言うことをきかないと注射してもらう

第1章

第2章

第3章

第4章

一覧集

プロのテクニックが満載！ 場面別Q&A

よ！ 病院に連れていくよ！」と，病院＝罰と連想してしまうような親からの言葉を子どもが聞いている場合は，手術も罰のように感じてしまうかもしれません．

❶ 子どもが体験することを中心に　見通しを持てるように説明する

　麻酔で眠っている間の出来事は，子どもたちが直接体験することではないため，手術の詳細な方法や内容より，子ども自身が体感する，出棟準備や，手術室入室から麻酔導入までの出来事，術後の様子（安静度や禁飲食，ドレーン類留置など）を伝えることに重点をおきます．例えば，手術室探検ツアーを計画したり，パンフレット・絵本・動画などを使用して説明することもできます．

\ Tips /
子どもへの説明のタイミング[2]
- 0〜2.5歳：直前〜1日前
- 2.5〜5歳：5〜7日前
- 6〜11歳：遅くとも7日前までに
- 12歳以上：随時　＊医師から親への説明時に同席

文献
1) Peters BM：School-age children's beliefs about causality of illness；A review of the literature Matern Child Nurs J, 7（3）：143-154, 1978.
2) Richard HT：The handbook of CHILD LIFE；A guide for pediatric psychosocial care, Charles C Thomas Pub Ltd, 169-170, 2009.

❷　年齢・発達段階に合わせて言葉を選び，情報量を調整する

　子どもの年齢・発達段階，性格傾向，過去の経験値などに合わせた言葉を選ぶことが子どもにわかりやすい説明につながります．初めて手術を受ける子にとって，医療用語は全く親しみのない言葉だろうと想像できますし，思春期であっても，その子の発達に合わせたシンプルな言葉を選ぶ必要があります．またそれぞれ安心できる情報量や，話を聴くために集中できる時間も違うため，そのような点も考慮する必要があります．

＼ Tips ／

手術説明の際に使用する言葉の例

● 麻酔ガス⇒風のような眠くなるお薬だよ．"お薬で眠ること"と"夜眠ること"は違って，途中で目が覚めてしまったり，痛いな/寒いなと感じたりはしないよ．麻酔のお薬を止めたら，ちゃんと目が覚めるよ

● 心電図⇒(学童期〜)心臓の動きを知ることができるもの，(幼児期)身体の中が元気かなとわかるシールだよ．心臓(お胸)がドクンドクン/ドキドキと元気に動いているか確認するもの

　＊見た目で電流が流れてくる痛いものと思ってしまう子がいる．その場合は大人が自身に貼って見せたり，子どもの身体や顔から遠い部位(手の甲など)に貼ってみると大丈夫だと体感できることがある．

● 酸素飽和度(パルスオキシメーター)⇒(学童期〜)身体の中の酸素量(空気の量)を調べることができるよ，(幼児期)息が上手にできているか数字でわかるよ

③ 子どもに適したタイミングで，術後の変化を伝える

　術後に目が覚めて本人が体験することを説明します．術後に苦痛があると，子どもたちは身体の中や病気が悪くなってしまったと誤解してしまうことがあります．麻酔で手術中に痛みを感じることがなくても，術後には，手術を受けたことや，創部の痛み，ドレーン類の留置に関連した痛みや苦痛は少なからずあります．それらの痛みや苦痛に対して，痛み止めの薬を使っていくことや，我慢せずに痛みを伝える必要性を話しておきます．疼痛評価の指標として，NRS（Numerical Rating Scale）やフェイススケールを使った説明も行う必要があります．このような術後の変化は，一時的なもので徐々に回復することを伝えておくと安心できるでしょう．それぞれの子どもに適した情報量や説明するタイミングがあるので，子どもの年齢や発達段階と，心理的状況をアセスメントして判断する必要があります．

\ Tips /

術後の変化や体験することの例
- 痛み止め，水分や栄養を入れるために大事な点滴が手に入っていること
- 胃管や尿道カテーテル，ドレーンが入っていること
- 術部にガーゼやテープが貼ってあること
- 術後に禁飲食の時間があるということ
- 術後にはすぐに起き上がったり歩いたりはしないこと（術後の体位や安静度の説明）

④ 感情の決めつけをしない

　「手術，緊張するよね」「手術って怖いよね」という声かけは，そう感じているがまだ心の余裕がある場合は，「寄り添う」「共感する」ことになり，自分の気持ちをわかってもらえたと感じるかもしれません．一方で緊張を感じている場面では「やっぱり，何か怖いことが起こるのかな？」と緊張感を助長させてしまうでしょう．また，実際のところ緊張していない子どもにとっては自分の気持ちとのずれを感じてしまうかもしれません．がんばって強がっていたり，大丈夫なんだとがんばって手術を受けようとしている子どもにとっては，"怖いなんて思ってないもん！""緊張なんてしていないのに！"などと自尊心を傷つけてしまうこともあるので注意しましょう．子どもたちの複雑で揺れ動く思いを言葉だけで共感を表すのではなく，表情・行動・声のトーンなど非言語的コミュニケーションでも表すようにしましょう．

\ **Tips** /

子どもから表出される非言語的メッセージの例
- 表情：こわばる，涙目，目線・視線が合わないなどの目の動き，まばたき，肌の血色
- 声：声のトーン，大きさ，速さ，話すリズムの変化
- 行動：動きが止まる/足取りが遅くなる，ソワソワしている，親のそばから離れない，顔をうずめる
- その他：「今から何するの？」「お家に帰りたい」など状況を理解していないような発言に対して，回答しても落ち着かない，不安が増す

非言語的コミュニケーションの例
- 表情：微笑む，穏やかな表情
- 声のトーン：大勢で一斉に話しかけず，落ち着いたトーンで声をかける
- 行動：見知らぬスタッフで取り囲むのを避ける．親の顔が見えるようにし，スキンシップを図るよう促す
- その他：「お家に帰りたい」などの発言はどのような気持ちの表れなのかと考え，受け止める．「急に緊張して不安になっちゃった」と気持ちを言葉にできない子どもの場合，緊張や不安を「お家に帰りたい」という言葉に替えて表現することがあります．

Question 15

親が子どもに手術の話をしていない場合は どう対応する?

Answer

① 「適切な方法やタイミングで必要な情報を子どもに伝えることが大切」だと親に伝える

② 親と相談し，子どもにとって適切な内容を伝える手助けをする

③ 子どもが安心できる言葉を選択し，親と医療者で統一して使用する

手術の話って…大人の私が聞いても不安になったのにそんな話子どもにできない

親の気持ち

前もって話をしたら，絶対やりたくない！って拒否するから話したくない

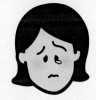

　自分の大切な子どもが手術をしなければならないという状況を不安に思い，可哀想だと感じたり，申し訳なさを感じている親に多く出会います．子どもが拒否行動をとって周りに迷惑をかけてしまったら…という気持ちから，「どうせわからないだろうし，少しごまかしながらの方がうまくいくのでは」という思いが強くなることがあります．

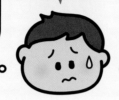

子どもの
気持ち

お医者さんがママに
"注射"って言ってたなあ.
痛いことするのかなあ…?

ママがここにお泊まりって,
ホテルに泊まる感じかな?
検査をしたときと同じ感じかな?

　子どもたちは大人の話を聞いていないようで聞いています. 医師の説明の全てを理解できなくても，知っている言葉は聞き取り，今までの体験を引き出しながら，これから起こることを理解しようとしています.

① 「適切な方法やタイミングで必要な情報を子どもに伝えることが大切」と親に伝える

　子どもへの「手術の説明」と言われると，多くの親は主治医から受けた「手術の説明内容」を連想します. インパクトがある手術の方法や麻酔のリスク説明などは，大人が聞いても不安を感じるでしょう. そんな内容を子どもに話すなんて，と躊躇する親がいるのも不思議ではありません. 子どもへの説明は，子どもが体験することを中心に適切な情報を正しく伝えることが大事だと，親に伝え，理解を得ましょう.

＼Tips／

親の理解を得るためにできること
- 子どもへの説明用パンフレットを親に先に確認してもらう
- 子どもへの説明の際に見せる医療資材や手術室の写真を親に先に見てもらう
- 手術室見学の際に行う事前練習の内容を具体的に説明する

第1章
第2章
第3章
第4章
一覧集
プロのテクニックが満載！場面別Q&A

❷ 親と相談し，子どもにとって適切な内容を伝える手助けをする

　子どもの年齢，発達，性格傾向，理解度などで伝えるべき適切な内容は変わってきます．例えば，親が「手術内容や術後のことは怖がるので伝えたくないです」と躊躇する場合でも，術前に子どもが体験することは伝えてもよいか相談します．また，術後に関しても，知っておかないと子どもが驚き暴れてしまうことがあるので，子どもが術後に体験することも伝えてよいか相談します．親の不安に理解を示し，意向を尊重しますが，手術を受けるのは子ども自身ですので，事前に知っておく方がストレスを少なくできると医療者が判断した内容は親と相談して伝える手伝いをします．

\Tips/

手術の流れの説明例
- 術前：病衣に着替える，浣腸がある，など
- 出棟：どんな部屋に行く，どんな格好の医療者がいる，手術用帽子をつける，本人確認がある，など
- 手術室：（温かい）ベッドに仰向けになる，パルスオキシメーター・心電図・血圧計などを装着する，麻酔用マスクを当てる，（付き添う親には）入眠時，麻酔の影響で体動があることを伝える
- 術後：身体に入っているもの（点滴，ドレーン，フォーリーカテーテルなど）がある，禁飲食の時間がある．（親には）術後の麻酔の影響で不穏になる場合がある

❸ 子どもが安心できる言葉を選択し，親と医療者で統一して使用する

　「"お腹を切る"と言うと子どもがとても怖がります」「手術という言葉は絶対使いたくない」という親に出会うこともあるでしょう．親がどのように子どもに説明しているか確認し，医療者で共有し統一して使用するようにします．例えば，鼠径ヘルニア手術について，「お腹を切る」ではなく，「このぽこっとしたものが出ないように治してもらう」「ずっと出たままだと痛くなって困るから治してもらう」などと，子どもが認識している症状に関連づけて言葉を選ぶこともよいかもしれません．「病気のところを取ってもらう」「頭の中のばい菌をやっつける」などの言葉ががんばる力になる子もいれば，「先生たちが自分の身体を悪いできものから守ってくれる」という表現の方が支えになる子もいます．その子に合わせた表現で伝えるためにも親との情報共有は大切です．

\Tips/

言葉の言い換えの例
- 身体を切る（部位を完全に切断するイメージになる場合がある）
⇒身体の悪い部分を取る，治す
- 麻酔ガス（排気ガスや身体によくないもののイメージが強い）
⇒眠くなる・眠るお薬
- 注射（点滴ラインからの薬と点滴確保時の穿刺を混同することが多い）⇒点滴からお薬を入れる

第1章
第2章
第3章
第4章
一覧集

プロのテクニックが満載！ 場面別Q&A

Question 16

手術の多職種連携はどうすればいいの？

Answer

① 手術室・病棟・麻酔科の手術に関わるスタッフと，カルテ，電話，書面等で情報共有する

② 子どもが安心できる方法を実践できるように支援する

③ 医療者一人ひとりが子どもに安心感を与える役割があると認識する

子どもの
気持ち

ドキドキするけど
がんばりたい．治して
早くお家に帰りたい

大事なことだってわかる
けど，痛そうで怖いし，
やっぱりやりたくないよ

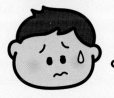

　子どもたちは子どもたちなりに「わかりたい」「がんばりたい」という思いを持っています．同時に「怖いよ」「痛かったらどうしよう．失敗したらどうしよう．やりたくない」という思いもあり，揺れ動いています．また，手術当日に初めて会うスタッフに対して「たくさんの大人に囲まれると緊張する．見慣れない格好してて怖い」と感じてしまう子もいるでしょう．多職種で行う支援を通して，子どもたちが自

分がこれから経験することに対して「こんな感じか」「わかった！」という安心感や「がんばれそう」という自信とそして医療者に対して信頼感を持てれば，子どもは手術に向かうことができます．

❶ 手術室・病棟・麻酔科医ら手術に関わるスタッフと，カルテ，電話，書面等で情報共有する

現在はさまざまな施設で，手術を受ける子どもに対して術前から支援を行っています．手術室看護師の術前訪問，パンフレットによる子どもへの説明，術前の手術室見学などがあります．子どもにとってよりよいサポートをするためにも，子どもに関わる医療者が情報を共有し，同じ方向を向いて支援していくことが大切です．各施設に合った術前の支援方法・共有方法を多職種で検討しましょう．

\ Tips /

多職種間での情報共有の内容
- 子どもの性格傾向や発達段階，好みやこだわりなど．接するうえでの注意点や配慮　など
- 術前の手術室見学，術前訪問時の様子：
  医療器具に警戒心を見せていた，親のそばから離れなかった　など
- 苦手なこと：
  注射，内服，着慣れない服(病衣)，大勢の人，大きな音，血を見ること　など
- 配慮してほしいこと：
  オムツは入眠後にはかせる，手術室のスタッフの人数を最小限にする，好きなぬいぐるみを持って入室する，好きな音楽を流す，思春期や生理中の配慮　など

② 子どもが安心できる方法を実践できるように支援する

　子どもが手術に向けてがんばるために，安心できる方法を術前に病棟側で考えていても，手術室側との情報共有や連携がうまくいかずに実践できなかったというケースもあります．例えば，ある子どもが，赤ちゃんの頃からいつも握って寝ているブランケットを手術室に持っていき，それを握って麻酔導入を行いたいと希望していましたが，バタバタと出棟してしまい，入室をする際に忘れてしまったというようなことがあります．その子にとって安心のために必要なことや，手術室内に持参したい物の希望を病棟と手術室のスタッフが共有しておくことは，子どもが安心して入室し，麻酔導入を受けられることにつながります．

\ Tips /

円滑な多職種連携のためにできること

- 関連スタッフで事前に話し合い，手術室に"持って入ってよい物リスト"を作成する
- 関連スタッフで事前に話し合い，子どものために配慮できることについて共通理解を持つ（例：病衣やオムツに着替えることに拒否がある場合の対応/入室時間の調整，など）
- 術前訪問や手術室見学の際の子どもの様子/配慮してほしいことなどの情報共有シートを作成する

❸ 医療者一人ひとりが子どもに安心感を与える役割があると認識する

　子どもが病院で出会う全てのスタッフが子どもの入院体験に影響を与える存在です．ある子どもが手術室に着くと，急に緊張感が高ぶり泣いてしまったときに，「看護師さんが背中をさすって"大丈夫よ"と言ってくれたことが支えになった」と話していたことがあります．その子とスタッフとはその一場面で会っただけでしたが，その子が医療体験を振り返ったときに物語の重要な登場人物になりました．特定の職種だけが子どもの味方ではなく，関わる全てのスタッフが味方となり子どもの立場で試行錯誤することが，何より子どもたちにとって安心できる環境を作っていきます．どの子の医療体験も，「怖かった」「大変だった」の中に「がんばった」「嬉しかった」とポジティブな側面も織り込まれた物語にしましょう．

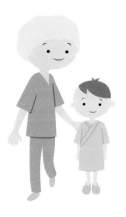

> \ **Tips** /
>
> **子どもたちの安心感を与えるために**
> - 話をするときは，しゃがんで子どもの目線に合わせる
> - 笑顔で落ち着いたトーンで話す
> - 可能な限り，手術室の看護師や医療者が病棟に訪室して，事前に顔合わせをする機会を持つ
> - 短時間でもできるような関係づくりの方法を考える
>   例：名札に子どもの興味を引くキーホルダーをつける，シールを貼る，親と穏やかに話をする（子どもはその様子を見ている），褒める声かけをする，子ども自身のことをクイズにする（ランドセルの色当て/何組さん当てクイズ，その子の好きなものクイズなど）

Question 17

発達段階に応じて どうやって薬を飲ませるとよい?

Answer

① 出生後〜乳児期：慣れている乳首やスプーン・スポイトを使って少しずつ口の中に流し入れる

② 幼児期：服薬方法を自分で選んでもらい，服薬の必要性についても説明する

③ 学童期：錠剤やカプセル錠が飲めるように練習をしながら，飲みやすい剤形を見つける

④ 思春期：薬剤の仕分け方などを工夫し，服薬の自己管理を促す

　子どもが健全な成長発達を遂げていくうえでは，新生児期，乳児期，幼児期，学童期，思春期といった各期の発達段階に応じて必要な発達課題があります．服薬に関しても同様で，発達段階に応じて，剤形の違いによる服薬方法や服薬行動を獲得するうえで必要な達成課題があります．子どもがさまざまな剤形の薬を飲めるようになる過程では，さまざまな困難や問題に直面することにもなります．そのため，子どもの発達段階や剤形の違いに応じて，服薬方法のコツをつかんで，子どもたちにうまく服薬させる支援が必要です．

① 出生後〜乳児期

　母乳や粉ミルクしか飲んだことのない乳児にとって，いつもと味の違うものが口の中に入ってくることは，嫌なものであり，服薬自体が嫌な体験になります．親が薬を飲ませることに慣れておらず，親の不安気な顔や表情を見ながら母乳や粉ミルク以外のものを口に入れられることは，乳児にとっても不安な行為です．泣いて嫌がっても口に入れられ，飲み込まなければならないのは苦痛であり，欲求充足の喜びや満足にもつながりません．離乳食を食べ始めた乳児にも同様で，お腹が空いて食べたい，と思って口にしている離乳食と薬の味は異なり，人工的な薬の甘さやにおい，苦みなどを体験することになるのです．

服薬方法と支援のコツ

　乳児期は，シロップ剤か粉薬を水や単シロップで溶かして飲ませることがほとんどでしょう．乳児期の子どもが口に触れて慣れているものは，乳首か離乳食を食べるスプーンです．服薬時にも慣れている乳首やスプーンを使用して飲ませるとよいでしょう．空の乳首の中に薬を少しずつ流し入れて，粉ミルクと同じように乳首を吸啜する反応や吸う力に合わせて飲ませます．離乳食を食べ

▶図 シロップ剤（ボトル）（左），粉薬の薬包と溶解した粉薬（中央，右）

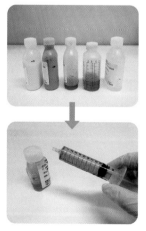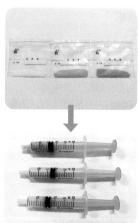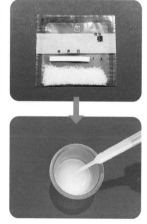

ている子どもには，スプーンを使って一さじずつ薬を口の中に流し入れて飲ませます．口の中に薬が残ると苦みが出るので，すぐにお水やお茶を飲ませてあげましょう．その後，乳首を変えて粉ミルクを飲ませ，口の中を美味しい粉ミルクの味にしてあげましょう．

　乳首で薬を飲ませようとしても，薬の味を嫌がって乳首を吸啜しなければ，スプーンで口角から頬の内側に薬を流し入れて飲ませます．スプーンで薬を飲むのを嫌がる場合は，スポイトやシリンジを使いましょう．トレーニングカップシステム（『マグマグ』[ピジョン社]）やストローで水分を吸い上げて飲めるようになれば，シリンジを口につけて吸い上げて飲むことができます．

\ Tips /

母乳や粉ミルクに薬を混ぜて飲ませると，嫌な味やまずいものという認識になってしまい，大切なエネルギー源の母乳や粉ミルク自体を飲まなくなる恐れがある．母乳や粉ミルクに薬を混ぜるのは避ける．

❷ 幼児期

　幼児期は，自我が芽生えてなんでも自分でやりたい，挑戦してみたいと思う時期です．自分でできたり褒められたりすると得意気になり，自主性や積極性を発揮して自尊心を養っていきます．嫌なことに対しては，自分の意思を言葉でも示して拒否したり，泣いて抵抗したりする時期なので，服薬が嫌なことになれば，その親子にとって大変な時間になります．味覚も発達して味やにおいの好みもはっきりしてくる時期なので，シロップ剤や粉薬に添加されたにおいや味，甘さに対しても，嫌がることが多くなります．その子にとって好きな果物の味やにおいであれば，服薬はスムーズかもしれませんが，一度嫌だと言ったら絶対に飲まない！ と大変になるのもこの時期です．粉薬の苦さが嫌で，錠剤を試すとすぐに飲めたということもあるので，幼児期に錠剤の服用は無理だと決めつけずに，小さめの錠剤から試してみることも，服薬の苦痛軽減につながります．

服薬方法と支援のコツ

　幼児期においてもシロップ剤を好んでいる子どもは多くいます．また，粉薬のままでは飲めずに，水や単シロップで溶いて液体にしないと飲めない場合も多いでしょう．薬の味やにおいで好き嫌いが分かれることも多いです．フレーバーを選ぶことができればよいのですが，ほとんどの薬が1種類の味しかないのが現状です．服薬補助ゼリーやフレーバーを，薬の苦みをカバーするためだけでなく，薬の味やにおいを変えるために使うこともあります．

　シロップ剤を嫌がって飲まなければ，粉薬で処方してもらうとよいでしょう．1) シロップ剤で服用する，2) 粉薬を水や単シロップで溶解する，3) 服薬補助ゼリーで粉薬を包み込んで摂取する，4) 粉薬のまま服用する，という4つの服薬方法を選択できるようになるので，どれがその子にとって一番適した方法なのかを考え，子ども自身にも選ばせましょう．

▶図 **さまざまな粉薬**

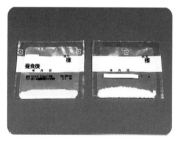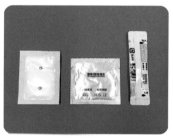

　幼児期であれば，子ども向けに薬とその効果，服薬の必要性についてわかりやすく説明し，その子が納得できるように話をすることが大切です．絵本や人形を使って服薬について興味を持たせ，教育的に服薬について説明することも重要です．なんでも自分でやりたがる時期なので，薬を準備するときに，計量したり，水と混ぜたり，服薬補助ゼリーで粉薬を包み込むなどの作業を一緒に行うことで，子どもの自主性を尊重し，自分で作った薬を飲もうとする意欲と意思を支えることにつながります．

③ 学童期

　まだ粉薬しか飲めない子どもも多く見られますが，錠剤やカプセル剤が飲めるようにもなる時期です．シロップ剤や粉薬の味やにおい，苦みを感じないようにするためにも，早めに錠剤が飲めるようになると，服薬方法や選択の幅が広がります．感冒薬や抗菌薬など，短期的な服薬の場合もありますが，先天性疾患や慢性疾患などで幼少期から長期的に服薬が必要な場合，子どもの服薬管理が難しくなるのもこの時期です．朝の登校準備と慌ただしさ，習いごとや友人との遊び，ゲーム時間など，子どもの楽しみの方が中心になってしまい，服薬が面倒になる，服薬を忘れて寝てしまうなど，コンプライアンスやアドヒアランスにも影響が出てきます．しかしながら，まだ親が服薬管理をしているので，親の促しなどで服薬を確認することができる時期でもあります．

服薬方法と支援のコツ

　まだ粉薬を好んでいる子どもが多いので，錠剤が飲めるようになるためには練習が必要です．まずは整腸剤など，1錠が小さめで味や苦みのない錠剤から飲む練習をしたり，ミニラムネなどで服薬の練習をしたりするとよいでしょう．他児が錠剤を飲んでいる様子を見て自分も試してみようと思えたり，達成感を感じられたりする工夫によって，錠剤を飲んでみようという意欲や機会につながります．細長いカプセルや軟カプセルの方が大きな錠剤よりも容易に飲めることがあるので，その子にとってどの剤形が飲みやすいのかを試して確認することも必要です．

▶図 さまざまな錠剤とカプセル剤

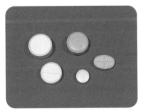 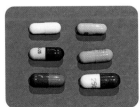 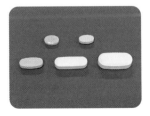

④ 思春期

　服薬行動を確立し，服薬を自己管理する時期です．長期的に服薬を続ける必要のある場合には，学童期以降と同様に，服薬のコンプライアンスやアドヒアランスが問題になります．自分の生活と服薬行動を習慣化させ，服薬の意味と意義を理解して自己管理していく必要があります．しかしながら，服薬を自分の病気や身体のためと認識していても，日々の生活や学校・部活動，友人関係や趣味・余暇活動などの優先順位が上がってしまい，服薬が億劫<ruby>億劫<rt>おっくう</rt></ruby>で面倒になるという問題も増えてきます．薬剤の味や種類の多さ，管理の煩雑さによって，服薬行動が困難になり，自己の生活や欲求の方が最優先されてしまうのです．

服薬方法と支援のコツ

　薬剤の仕分けを容易にする工夫を検討する必要があるでしょう．収納ポケットつきのカレンダーに薬を入れて準備し，冷蔵庫や玄関に貼って服薬を忘れないように可視化するなど，日常生活の中で視覚的な工夫を取り入れます．そのうえで，薬の準備を子どもだけに任せるのではなく，親が分包や確認に協力することで，服薬の大変さに理解を示すきっかけになり，子どもの心の支えになります．また，医師や薬剤師に相談して，複数の薬剤を一包化してもらえれば，袋から一つずつ取り出す手間や，準備の煩雑さが少なくなり，服薬行動を容易にする場合もあります．その子にとって，何が服薬を困難にしているのかを把握し，できる限り手間を省いていくことで，服薬と自己管理を継続できるようにします．例えば服薬時間が問題であれば，生活行動に合わせて服薬時間を少しずらすことも可能です．

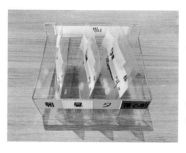

▶図 **服薬支援の例**

複数の薬剤を一包化し，服薬時間がわかるように，朝・昼・夕・寝る前に分けている．服薬の手間を省いたことで自己管理が容易になった．

Question 18

剤形の違いに応じた薬の飲み方のコツは？

Answer

① シロップ剤：薬杯用カップやスポイトなどを利用する

② 粉薬：粉のままで飲めなければ，服薬補助ゼリーを使うか，単シロップや白湯で溶解する

③ 錠剤：小さい剤形を選ぶ，服薬補助ゼリーを使う

④ カプセル剤：練習用のカプセルなどを試してみる

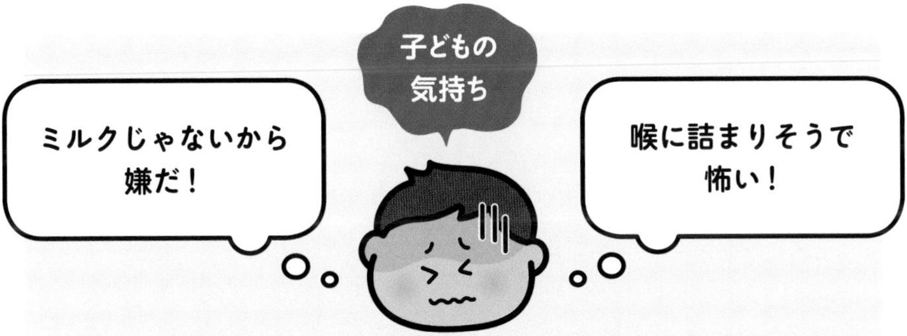
子どもの気持ち
ミルクじゃないから嫌だ！
喉に詰まりそうで怖い！

シロップ剤は，飲み慣れない薬の味やにおいを嫌がって泣いたり，口から出して飲み込むことを嫌がります．粉薬では，「粉の物を食べたことがない」「どうやって粉薬を飲めばよいの？」「口の中に粉が広がって，ザラザラして嫌だ！」などと，粉薬の味やにおい，ざらつきなどの触感を嫌がります．錠剤では，大きな一錠だと，「喉に詰まりそうで怖い！」「半分に割ってほしい！」など，飲むうえでの困難感があります．カプセル剤では，「カプセルが浮いて水しか飲み込めないよ！」といった，嚥下

するときの難しさを訴える声を多く聞きます.

① シロップ剤

　普段から飲み慣れたものとは異なる味やにおいの薬を飲むということは，子どもにとっては初めての体験です．母乳や粉ミルクしか口にしたことのない新生児や乳児はシロップ剤を口に入れると，これはミルクではないと泣いて吐き出したり，もう飲み込みたくないと嫌がる反応を見せたりするでしょう．口に入ってきたときに感じる違和感と驚きで，これは嫌なもの，嫌なことであるという認識につながりやすいのです．また，シロップ剤の独特で人工的なにおいや味と，特異な着色を嫌がる場合もあります.

飲ませ方

　シロップ剤は，1回分の量を薬杯用のカップに取り出して飲ませます．乳児では，空の乳首の先に薬を流し入れて，吸啜させながら飲ませるようにします．まだスプーンを口に入れたことがなく，カップで飲んだこともなければ，スポイトやシリンジ（注射器）を使って飲ませましょう（図1〜3）．スポイトやシリンジの先を口角から口の中に入れ，頬の内側に薬液を押し出しながら飲ませます．シリンジの先に口をつけて飲む場合には，子どもが口をすぼめて吸い上げるのと同時にシリンジを押すことで，うまく口の中に薬が入っていきま

\ **Tips** /

- ●ミルクの前や食前に飲ませてよい薬であれば，薬を飲ませてからすぐにミルクを飲ませたり，食事を食べさせることで，口の中の薬の味や苦みが続かなくなる．ミルクを早く飲みたい，食事を早く食べたいという気持ちから，すぐに薬を飲めるようになる
- ●縦抱きや座らせて薬を飲ませると，口からシロップが出てきやすいので，横抱きで口の中に入れて飲ませる方が飲み込みやすく，口から垂れて流れ出たり，吐き出したりすることも少なくなる

す．薬を舌や喉の奥の方に垂らして入れてしまうと，むせたり，咳込んでしまうので注意が必要です．

▶**図1 乳首，シリンジ，スポイトで飲ませる場合**

乳首に入れて飲ませる場合

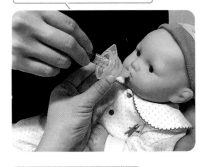

シリンジで飲ませる場合

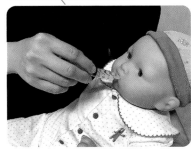

スポイトで飲ませる場合

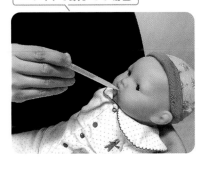

▶**図2 ベビースプーンで飲ませる場合**

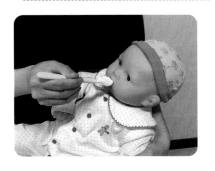

▶**図3 薬杯で飲ませる場合**

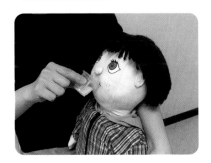

プロのテクニックが満載！ 場面別Q&A

② 粉薬

　最近は，粉薬を粉のまま□に入れて飲めるという子どもの年齢が上がってきている印象です．身近に粉の食べ物やお菓子などがほとんどないために，粉薬を飲むことを苦手とする子どもが多くなっているのではないでしょうか．粉薬をどうやって飲んだらよいのかわからず，薬をずっと□の中に入れて飲めなかったり，水だけを飲んで□の中に粉薬が残り，モグモグと咀嚼しながら飲み込むようになっていたりします．粉薬を□の中に入れてから飲み込むまでに時間がかかってしまうので，余計に味や苦みを感じてしまいます．

飲ませ方

　粉薬を粉のままで飲めない場合，ほんの少量の水や白湯を粉薬に足していき，粉を少し溶かしながら練ることで，ペースト状や柔らかいお団子状（図4）にまとめることができます．シロップ剤では□から流れ出てきたり，吐き出しやすいですが，このように練った薬を食べさせるように□に入れ，頬の内側や上顎に塗ってから，水やお茶を哺乳瓶や乳首で飲ませるようにして服用させるとよいでしょう．とくに乳児期の子どもに有効です．また，オブラートを水で濡らして粉薬を包むと，柔らかいグミのようになり，丸い団子状にしてそのまま食べることができます（オブラートで粉薬を包む方法は p.147 参照）．

▶図4　**粉薬の練り方**

ペースト状　　　　柔らかい団子状

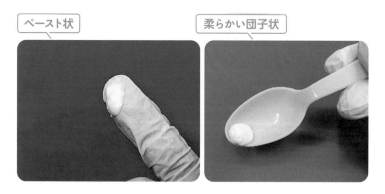

粉薬をカップの中に入れ，少量の水や単シロップで溶解して，懸濁シロップ剤のようにしてからではないと，飲めない子どもも多くいます．溶解してそのままカップで飲むか，スプーンですくって飲ませます．または，カップに溶解した混濁液を，シリンジやスポイトで吸い上げて飲ませます（図5）．粉薬を粉のまま口に入れてすぐに飲めれば苦みはまだ少ないのですが，少量の水や単シロップで溶解すると余計な苦みやにおいが出てしまいます．粉薬を溶解して時間が経ってから飲むと，さらに苦みが増してしまうので，溶解したら素早く飲むようにしましょう．

▶図5 **注射器（シリンジ）で口から飲む場合**

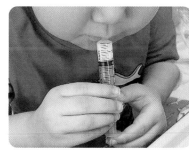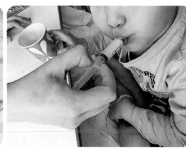

粉薬が舌下に入ったり，歯茎に付着したり，粉のザラザラ感が残ったりすることで嫌がる子どもも多いです．粉薬を粉のまま飲ませる場合は，口を大きく開けて上を向きすぎたり，口や喉の奥の方に粉薬を入れすぎて，粉でむせたり咳込まないように注意します（図6）．

粉薬のザラザラ感など食感を嫌がる場合には，顆粒ではなく，細粒があれば医師や薬剤師に処方変更を依頼するとよいでしょう．粉薬を服薬補助ゼリーで包んで飲むと，粉によるざらつき感が少なくなり，水や単シロップで溶解して飲むよりも苦みが少なくなります．ゼリーを食べるようにスプーンで摂取します．（第2章Q20 p.105を参照）

▶図6 **粉のまま口に入れて飲む場合**

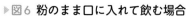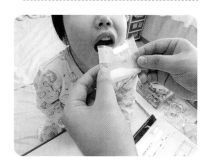

第1章
第2章
第3章
第4章
一覧集

プロのテクニックが満載！ 場面別Q&A

❸ 錠剤

錠剤は，「喉に詰まらないのかな」など子どもにとっては不安や怖さがあります．通常の錠剤は大人向けに開発されているため，子どもには1錠が大きすぎて，飲み込むのに苦戦することが多いのです．もし小さめの錠剤があれば抵抗感も少なくて飲んでみようと練習できますが，1錠のサイズが大きいことは，子どもの錠剤服用を困難にする一番の要因です．

飲ませ方

錠剤が大きくて飲み込めない場合は，粉砕したり，半分にカットしたりすることもあると思いますが（図7），薬剤によっては，粉砕や分割ができない薬もあるため，まずは薬剤師に確認しましょう．錠剤は割った面から苦みを感じるので，水やお茶で素早く飲むか，服薬補助ゼリーやオブラートで包んで飲むと苦みを感じにくくなります．

成分と薬効が同じで直径が小さい剤形を選べる場合があります．飲む錠剤の数は増えますが，大きさが問題で飲めない場合は，小さいサイズがあるか薬剤師に確認しましょう．（例：バクタ®配合錠11 mm →バクタミニ®配合錠6 mm）

また，服薬補助ゼリーと一緒に食べるようにすれば，錠剤が飲み込みやすくなる場合もあるので試すとよいでしょう．そして，錠剤だけでなく，軟カプセル，カプセル錠などもありますので，同じ薬効で異なる剤形があるかを確認して，その子にとって飲み込みやすい剤形を選びましょう．

最近は水がなくても飲めたり，口の中ですぐに溶解するOD錠も増えていますが，飲み込む途中に崩れ出したり，溶け出したりして逆に嫌がる場合も多いです．口の中に入れてすぐに溶解が始まるシュワシュワ感やボロボロと崩れる食感，異様な甘さや味が出てきてしまうことが嫌で，OD錠ではなく普通の錠剤がよいという場合は，医師・薬剤師に処方変更を依頼しましょう．

▶図7 錠剤のサイズ違い，錠剤を半分にカットした例

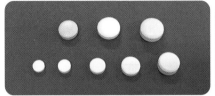
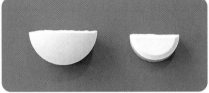

\ Tips /
- ミニラムネなどを使って錠剤を飲み込む練習を行う
- 小さめの錠剤や苦みのない整腸剤などから，錠剤を飲む練習を始めると効果的

④ カプセル剤

　子どもにとって，カプセル剤を飲むことは難しいという声をよく聞きます．カプセル剤は，口の中で浮いてしまって水だけを飲んでしまい，なかなか喉に薬が入っていかないというのが，子どもたちの服薬における長年の課題でした．カプセル剤とは別に軟カプセルもあり，細長いものや小さいものであれば，カプセル剤よりも飲みやすいということもあります（図8）.

飲ませ方

　小さくて細いカプセル剤は一番抵抗がなく，飲む練習になります．最近は内服練習用のカプセル剤もあるため，薬剤師に相談するとよいでしょう．カプセル剤が苦手という場合でも，小さな軟カプセルであれば飲めるという場合もあります．まだ錠剤が飲めないからカプセル剤は当然飲めないと決めつけるのではなく，カプセル剤の方が飲みやすいという場合もあるので，その子に合った剤形を選んで，試してみることが必要です.

第1章
第2章
第3章
第4章
一覧集
プロのテクニックが満載！ 場面別Q&A

▶図8 **大きさや太さの違うカプセル剤，軟カプセル**

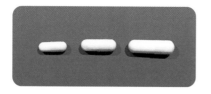

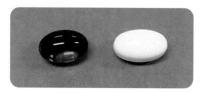

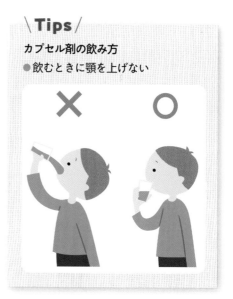

\Tips/

カプセル剤の飲み方

●飲むときに顎を上げない

　最近の子どもたちは，シロップ剤から粉薬に移行する段階や年齢が遅くなっている印象があります．粉薬を水や単シロップで溶解して，水薬として飲むことの方が多いのではないでしょうか．粉のままで口に入れて飲む粉薬を嫌がり続け，それならば錠剤を早く飲めるようにしようと練習することもあります．粉薬独特の粉感や苦み，味やにおいなどの風味が嫌な場合，錠剤の方が苦みや味を感じなくてよいことから，錠剤にしてみたらすぐに飲めたという子どももいます．

　その反対に，先天性疾患や慢性疾患を抱える子どもが，幼少期から全ての薬剤をひとまとめにして，粉薬のまま長年飲み続けていた場合，錠剤やカプセル剤に変更するのを嫌がり，錠剤やカプセル剤を飲めるようになるのが遅くなる場合があります．子どもが粉薬を好む場合も，錠剤の方が服薬は容易になる可能性を説明して，錠剤やカプセル剤の服薬を試し，練習してみることが必要です．

第1章

第2章

第3章

第4章

一覧集

プロのテクニックが満載！場面別Q&A

選択できる方法は？ 粉砕できるか？ シロップか？ 脱カプセルか？

小児の服薬でよく問題になるのは「錠剤やカプセルで投薬できない」

　錠剤やカプセルで投薬できない理由は，嚥下できない・経管投与・薬用量が錠剤規格に合わないなどさまざまです．成人の場合，通常は1錠服薬などの指示ですので，錠剤を溶かして投薬と言う方法もありますが，小児では量が異なるためそう簡単にはいきません．薬剤師に頼める環境なら問題ありませんが，もし，やむをえず看護師が対応する場合は，事前に，錠剤を粉砕しようとするときなどの注意点を確認しておきましょう．

粉砕したり，カプセルを外したりしてよいかは必ず薬剤師に確認しましょう

　"錠剤は薬を固めてあるだけ"，"カプセルは薬をカプセルに入れてあるだけ"，ではなく，実は錠剤やカプセルには多くの製剤技術が注ぎ込まれているのです．

　粉砕してはいけない成分やその理由を表にまとめてみました．胃で溶けずに腸で溶けるようにしてある薬（腸溶製剤）などがありますが，胃酸の"pH値"は，pH1〜1.5と強い酸性で，胃を通る間に分解してしまう薬があります．それを胃酸で溶けないコーティングをして弱酸性であるpH 5〜6.5の小腸，pH 5〜6の大腸で溶けて効果を発揮するようにしてあるのです．

　また，錠剤をつぶすときに，細かくつぶすか大きめにつぶすかで，薬がいつもより速く効いてしまう，血中濃度が高くなってしまうなどの薬物動態の変化もみられます．

　ややこしい例では，クローン病治療薬のゼンタコート®カプセル（本当は小児適応がない薬ですが）などは，カプセルの中に入っている顆粒が胃では溶けずに腸に届いてから溶けるようにコーティングされた薬なので，カプセルは外してもよいのですが，カプセル内の顆粒は先につぶしたり溶かしたりすると効果が減ってしまいます．脱カプセルができるかどうかはやはり薬剤師と相談しましょう．

　経管チューブを用いるような時の粉砕は，とくに注意が必要です．細かくつぶしたつもりでも，薬が溶けずにチューブを塞いでしまうことがあるからです．先に溶かしたつもりでも，水に溶けにくい成分の場合はチューブが詰まる

事例がよくあります．カプセルの外側も，残っているとゼリーのようになってチューブを塞ぎます．

小児用製剤が販売されているのに使われていない場合もあります

　病院では，院内採用医薬品が決まっていて，それ以外は購入できない院内規程があります．多くの施設では小児用製剤（シロップや小児用細粒，ドライシロップ製剤など）の購入には，成人用と小児用を採用すると1つをたくさん購入して価格を下げることができない，小児用の使用が少なく期限切れとなる心配があるなどのことから限界があり，せっかく小児用製剤が販売されているのに，無理をして成人用製剤を使用していることがあります．使用頻度が高い薬があったら小児用製剤を購入できないか一度薬剤師と相談してみるのもよいでしょう．

（石川　洋一）

▶**表　粉砕してはいけない製剤・成分とその理由**

理由	説明	製剤・成分の例
光や湿度に弱い	粉砕すると光に当たる表面積が広くなり，光によって分解して効果の減弱が起こる成分があります．また湿気やすい成分では，吸湿して変質する可能性が出てきます．	光：ニフェジピン・ワルファリン 湿度：バルプロ酸ナトリウム・アスパラカリウム
腸溶錠にしてある	胃液の酸性で分解してしまう成分が配合されているときには，酸で溶解しないで腸管に入ってから成分が溶け出すようなコーティングを表面に加工してある製剤があります．この場合，粉砕した粉は服薬したとたんに胃の中で成分が分解して効果が無くなります．	カリウム製剤・プロトンポンプ阻害薬・酵素製剤
味やにおいがひどい 舌がしびれる	医薬品の成分は苦味であったり，異臭があるものが多いのです．それを服薬しやすくするため錠剤をコーティングして味やにおいがわからないように製剤しています．粉砕すると苦い薬に変わります．	舌がしびれる：メキシレチン 苦い：プレドニゾロン 臭い：ビタミンB_1
本当は水に溶けない	医薬品の成分はその多くが水に溶けにくいものです．とくに精神神経用薬，抗てんかん薬などに多く，水に均等に溶かしているつもりでも，思った量が内服できていないことがあります．経管投与ではとくに注意が必要です．	フェニトイン・ジアゼパム・カンデサルタン・リバーロキサバン

第1章
第2章
第3章
第4章
一覧集

プロのテクニックが満載！場面別Q&A

Question 19

内服を嫌がる，飲めない
子どもへの対応は？

Answer

① 薬を飲む必要性と意味をわかりやすく説明する

② 薬を飲むうえで可能な選択肢を与える

③ 人形を使った内服のごっこ遊びを取り入れる

④ 子どもが飲む薬の準備を一緒に行う

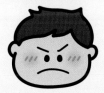

子どもの
気持ち

こんな色の薬は嫌だ！

どうして苦い薬を
飲まないといけないの？

　子どもが初めての薬を飲む場合，薬に対する不安や戸惑いのほかにも，薬の色やにおいから，口に入れることへの抵抗感を感じています．今までの服薬経験からすでに服薬が嫌なことであれば，すぐに薬を飲むことはできません．服薬の必要性を理解していないことも，服薬を困難にしている原因です．子どもが薬を飲めない理由には，子どもなりの理由があり，それらを知る必要があります．

① 薬を飲む必要性と意味をわかりやすく説明する

　症状の改善や病気を治すために薬を飲むという理解につなげるためには，子どもに薬を飲む必要性とその意味をわかりやすく説明する必要があります．その子どもの年齢や発達段階，理解度に応じて，病気とその症状，薬の作用と効果を説明します．病気と症状をイラストにし，薬の作用とその仕組みなどをわかりやすく図示するとよいでしょう．

　処方薬を1日に何回飲むのか，いつ飲まないといけないのかということも大事な情報です．内服方法も，選択肢をいくつか提案して，子どもがどうやって飲みたいか自分で選んで決められるようにすると，服薬の動機づけになります．医師や薬剤師が薬を飲むことの必要性を説明すると，子どもは「薬を飲むように先生に言われたんだった！」と思い出し，服薬する意欲につながることがあります．

② 薬を飲むうえで可能な選択肢を与える

　薬の飲み方として，スポイト，スプーン，薬杯のカップ，シリンジ，薬包ごと口に運んで入れるなどの方法があります（図1）．何を使ってどうやって薬を飲みたいかを子どもに確認し，子ども自身で選べるようにします．薬を口に入れて飲んだ後に，お水やお茶などを飲むコップを選ばせ，好きなキャラクターやお気に入りのコップで飲めるようにして特別な機会にしましょう．薬のスプーンは自分で持ち，お水やお茶の入ったコップは親に持ってほしいなど，服薬の手順や流れを決めておいて，その通りに進めると安心する場合があります．服薬補助ゼリーやオブラート，フレーバーの使用なども子どもと相談して，必要であれば利用できるとよいでしょう．

▶図1　スポイト，スプーン，薬杯カップ，シリンジ，薬包

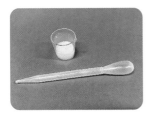
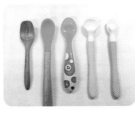
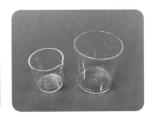
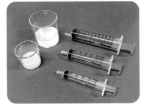
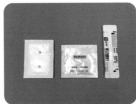

❸　人形を使った内服のごっこ遊びを取り入れる

　親や祖父母などの家族が服薬している姿を見たことがなければ，子どもにとって服薬がどのようなものなのか，どうして服薬するのかをまだ理解していない場合もあります．服薬のごっこ遊び（図2）を行って，服薬をして症状が改善し，病気が治る様子を見せて，服薬行動を褒めたたえます．このような服薬のごっこ遊びをすることで，子どもは服薬の必要性を理解して，服薬方法のイメージをつかむことができます．親が患者役となる場合には，咳嗽や鼻水，腹痛などの症状が服薬でよくなることをしっかり伝えることで，服薬の必要性や効果を認識することができるでしょう．薬を飲んでいるときの気持ちを表現したり，がんばって飲んでいることを褒めて支持するような遊びも大切です．

▶図2 人形を使った服薬のプリパレーションや医療遊びの例

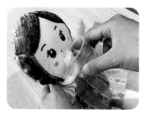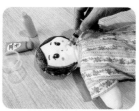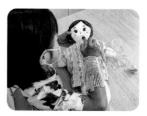

④ **子どもが飲む薬の準備を一緒に行う**

　子どもは，親と一緒に薬の薬包や錠剤を取り出したり，注射器でシロップ剤を吸い上げて薬杯に入れたりするという準備を楽しみます．粉薬に水を入れて混ぜたり，シリンジで吸い上げたりすることで，看護師や薬剤師などの医療者になった気分になり，薬づくりや内服準備を楽しむことができます．自分でスプーンを持って，自分の好きな量の粉薬を服薬補助ゼリーに入れたり，上手にオブラートで薬を包むことができると，自分で飲み薬を作ったという達成感を得ることができて嬉しくなるのです．そして，自分で作ったという意識や自立心が刺激されることで，内服しようという意思や意欲につながり，自分の身体のためにも必要なのだと内服の必要性を再認識します．

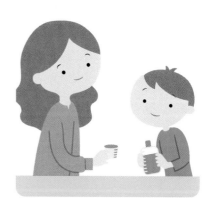

Question 20

薬の味やにおいを嫌がる子どもへの対応は？

Answer

① 味やにおいの異なる剤形や種類を試す

② 服薬補助ゼリーやフレーバー，オブラートなどを使用する

> 子どもの
> 気持ち

> もっと違う味とか
> においならいいのに

> どうして自分の好きな
> 味を選べないの？

　「薬を飲まないといけないのはわかっているよ…．でも，苦いんだもん」「においは甘いけど，結局は苦いんだよ」……薬を飲む必要性を理解していても，口に入れたときに苦みや甘苦さ，人工的な甘さやにおいが強すぎると，子どもたちには飲みにくい薬になるのです．どうして苦くなく，味もにおいもしない薬ができないのか，もっと飲みやすくならないのか，という声が子どもたちから多く聞かれるように，子どもたちには薬を嫌がる理由がいろいろあります．

105

❶ 味やにおいの異なる剤形や種類を試す

シロップ剤や粉薬が苦手な場合には，早く錠剤が飲めるようになると，苦みなどの味やにおいを感じなくても済むようになるので，胃粘膜保護剤や整腸剤など味もなく小さめの錠剤から飲む練習をします．先発品や後発品，メーカーの違いによって，味の違いがあり，臭気がない場合もあるので，薬剤師とも相談して，剤形変更や，同じ薬効の別のメーカーの薬剤があるか確認してみましょう．院内になければ，院外処方として調剤薬局で処方してもらうとよいでしょう．軟カプセルやカプセル剤による臭気を嫌がる場合には，同じ薬効の散剤に剤形変更することも可能です．反対に，シロップ剤を嫌がる場合，もし散剤や錠剤があれば，処方を変更してもらいましょう（図1）．

▶図1 **カプセル・錠を粉薬へ変更**

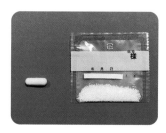
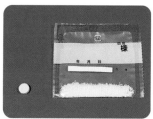

\ **Tips** /

- ミニラムネなどで錠剤を飲む練習をする場合，「いつも食べているウインナーやお肉の塊より小さいから大丈夫」などと伝えると，少し気が楽になって，「それなら飲める」と思えるようになることもある
- 薬を口に入れて飲むときに，息を止める，鼻をつまむなどして飲んでみる遊び感覚も，時に子どもの飲もうとする意欲を後押しする

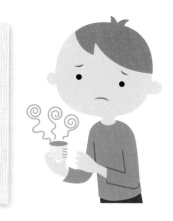

第1章

第2章

第3章

第4章

一覧集

プロのテクニックが満載！ 場面別Q&A

❷ 服薬補助ゼリーやフレーバー，オブラートなど を使用する

　薬の苦みや味をマスクするために，服薬補助ゼリーを利用する方法があります．スプーンに服薬補助ゼリーをのせ，その上に粉薬をのせてから，さらに服薬補助ゼリーをかぶせて包むようにします（図2）．服薬補助ゼリーに粉薬を混ぜ合わせてしまうと，薬が溶け出してきて薬の苦みや味が出てきてしまうので，薬を服薬補助ゼリーでサンドして，すぐにスプーンで口に入れるほうが，味が溶け出てこない間に飲めます．ただ，何口も食べないといけないという状況を嫌がることがあります．また，苦みをマスクする意味合いではなく，その薬の味やにおいが苦手で自分好みに少し変化させたい場合に，好きな味の服薬補助ゼリーを少し入れて食べることもあります．ぶどう味の服薬補助ゼリーを好む場合が最近では多く，薬についている別の果物の味やにおいが嫌で，ぶどう味にする意味で使用する子もいます（服薬補助ゼリーの味・風味は p.228 参照）．

▶図2 服薬補助ゼリーの使い方

> スプーンに服薬補助ゼリーをのせてからその上に粉薬をのせ，その上から また服薬補助ゼリーをのせて薬を包み込む

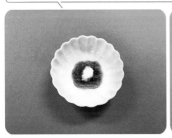 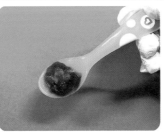

　粉薬を単シロップや水で溶解し，その中に好きな味のフレーバーを入れて混ぜることで，自分の好きな味に変えることもできます（図3）．ただし，苦みを消すことはできないので，溶解したら苦みが出てこないうちにすぐに飲むことが必要です．オブラートで散剤を包んで，味やにおいがしないようにして飲

む方法もあります．紙のような感触が嫌いな場合には，容器に水を張り，その上にオブラートを浮かばせてから粉薬をのせ，包みながら丸めていくと，柔らかいゼリー状や団子状になって飲みやすいという子どももいます（図4）．

▶図3 **フレーバーの種類**　　　▶図4 **オブラートゼリー状，オブラート団子状**

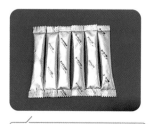

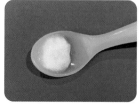

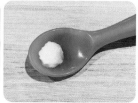

パイナップル，オレンジ，さっぱり梅味，ヨーグルト，青りんご，コーヒー味

オブラートゼリー状

オブラート団子状

※オブラートで粉薬を包む方法はp.147を参照

\ **Tips** /

● バニラアイスやヨーグルト，ジュースなどに薬を混ぜて飲む方法は，バニラアイスやヨーグルトそのものが美味しくないと嫌いになってしまったり，一緒に食べる物の要求がエスカレートしたり，ジュースそのものを飲みたくなくなることがある．薬を口に入れてさっと飲み，その後にお茶やジュースを飲んで，口からその薬の味や苦みを早くなくしてしまった方が，子どもの受け入れはよくなることが多い

● マクロライド系抗菌薬は酸性飲料（オレンジなどの柑橘系ジュースやスポーツドリンク，乳酸菌飲料，ヨーグルト）と混ぜると苦みが出現したり，増強する．薬との飲み合わせと味の変化に注意が必要（p.224参照）．とくに苦みの強いステロイドや抗菌薬はチョコレート味の服薬補助ゼリーを用いると苦みが軽減する．しかしながら，子どもがまだチョコレートを食べたことがない場合，チョコレート自体の味に驚いて嫌がってしまう場合もある．子どもがチョコレートを好きかどうかを確認すること，苦みが増さないかを確認することが必要

Question 21

今まで飲めていた薬を飲まなくなったとき どうする?

Answer

① 飲めない理由を子どもに確認して，どうしたらよいか一緒に考える

② 動機づけやがんばりを支持する工夫をする

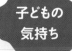

子どもの
気持ち

いつまで
飲み続けるの?

どうして飲まないと
いけないの?

薬を長い間がんばって飲み続けていても，症状がよくならず，なかなか効果が現れなかったり，慢性疾患などで薬を飲んだとしても病気が治るわけでもない場合には，なぜ薬を飲まないといけないのかと不満が募ってきます．服薬が習慣化していたとしても，ふと何かの拍子に服薬が面倒で嫌になってしまうこともあります．そんな思いを抱える子どもの気持ちを理解して，日々のがんばりを認め，子どもの服薬行動を支持して肯定することが必要です．

❶ 飲めない理由を子どもに確認して，どうしたら よいか一緒に考える

　今まで飲めていたのにどうして飲めなくなったのか，何が嫌になったのか，しっかり子どもと向き合って話をする必要があります．薬の味やにおい，舌触りなど，薬自体の問題なのか，飲んだ後からくるにおいや嘔気など，服薬による影響が問題なのか，服薬時間の問題なのかなど，何が問題かが把握できなければ，解決策を導き出すことも難しいです．そのため，飲みたくない理由をしっかり聞く姿勢と，どうしたらいいのか一緒に考えていくことが大切です．

　例えば，子どもに詳しく話を聞くと，ある一つの薬だけが嫌なのであり，飲むとにおいで気持ちが悪くなること，ほかの薬だけならばすぐに飲めるという話がありました．このような場合には，医師や薬剤師に相談して，その飲めない薬を別の薬に替えられないか，服薬しないでも済むものなのかを確認します．

　そのほかにも，子どもが中学生になって，"薬ぐらい自分で飲めるだろう"と親が自己管理を促していましたが，本人はまだ病気の受容ができておらず，自己管理への意欲もその希望もなかったというケースもあります．たくさんの薬包を子ども一人で分包して飲むのは面倒で，親に少しは手伝ってほしいという思いが，怒りや拒薬行動につながっていたのです．このように，子どもが薬を飲むことの大変さや子どもの思いに寄り添いながら，服薬を支援する必要があります．

❷ 動機づけやがんばりを支持する工夫をする

　服薬を開始する際に，"がんばりシート"を作成して，好きなシールを貼ったり，スタンプを押したりすることを通じて，薬を飲むことの動機づけやがんばりを支援することがあります．長期的に服薬を続けている場合にも，服薬への意欲やがんばろうとする気持ちが弱まってしまった場合には，1週間，1カ月間でもいいので，何かしら継続できたことへのご褒美が必要になるかもしれません．勉強を続けるうえで，ちょっとした息抜きや気分転換が必要なことと同じように，服薬を続けるという行動に対しても，同じようにちょっとした気分転換や意欲を維持できるような工夫が必要です．子どもたちにとって，薬を忘れずに1週間飲めたこと，何も間違えずに1カ月間きちんと薬を飲めたことに対して，それを褒めてくれる人の存在は重要です．外来受診の際に，医師や看護師も，病状や症状の確認，処方薬の説明だけでなく，薬を飲めていることを褒めて支持するような関わりを忘れないようにしましょう．（がんばりシートは第3章 p.191を参照）

\ Tips /

● がんばりシートにシールを貼るのか，スタンプがよいのか，子どもの好きな方法を選択させる
● がんばりシートの台紙に，好きなキャラクターを描くのか，マス目の数や形をどうするかなど，子どもと一緒に考えて作成すると，最後までゴールに到達しようという気持ちになる
● 1週間ごとなど短期間用のがんばりシートを作成し，ゴール日には小さなご褒美シールやビーズなどを獲得できるようにすると，毎週楽しみにして集めることで，服薬を続ける動機づけになる

Question 22

違う薬が追加された（薬が増えた）とき どうする?

Answer

① 現在の薬に対する思いや捉え方の表出を促す

② 年齢ごとの理解度，性格，経験に合わせた説明をする

③ 薬を内服することのメリットを明確にする

子どもの
気持ち

こんなに
がんばってるのに！

またお薬を増やすなん
て，いじわる！

　薬の内服は，親子にとって最も憂うつな時間の一つです．年齢による発達段階，生まれ持った気質や性格傾向，これまでの内服経験によって，薬に対する子どもの思いはそれぞれ大きく異なります．子どもによっては，内服が増えることは日々のがんばりを否定するメッセージにもつながりかねません．まずは，子どもの薬への思いをていねいに聞き取り，もし不安や恐怖により心の中で気持ちの積み木が散らばった状態の場合には，その積み木をきちんと整頓して，その上にゆっくりと子ども自身で新たな積み木を重ねられる関わりが必要です．

① 現在の薬に対する思いや捉え方の表出を促す

　内服の種類が変わったり，追加されたりする場合には，その必要性を説明する前に，まずは子どもの薬に対する思いを確認する必要があります．子どもによっては，薬を自身の言動や行動の「罰」だと思い込んでいることもあり，薬を追加されることは日々の生活行動を否定するメッセージにつながりかねません．気持ちの表出は，親がいるときといないときで異なる表出の仕方をすることがあるため，親との協働がカギになります．

\ **Tips** /

- 1〜2歳：内服前後に気分転換できる遊びを織り交ぜ，気分や情動がポジティブな状態を保つ
- 3〜4歳：内服のごっこ遊びなどを通して，薬に対する思いの表出を促す
- 4歳以降：リラックスした状態であれば，子ども自身の言葉で思いを表現できてくる時期なので，ていねいに話を聞く

② 年齢ごとの理解度，性格，経験に合わせた説明をする

　今現在，薬を内服していることのがんばりをねぎらったうえで，内服薬を増やすことが必要だと説明します．しかし，論理的思考能力が十分に発達していないことで，理屈を通した説明を繰り返しても効果的でないことが多く，むしろ思わぬ誤解や混乱を招き，親子に大きなストレスを与えてしまいかねません．年齢ごとの理解度と認知能力に合わせた関わりが重要です．

\Tips/

● 1〜2歳：子どもの嗜好に合わせながら，親と協力して
わかりやすい言葉で伝える
例：お薬を飲んだら大好きなみかんも食べようね.
● 3〜4歳：薬を「罰」だと勘違いしやすい時期のため，病
気を治すのに必要だと説明する
例：あなたが悪い子だからじゃないよ．早くおうちに
帰るためにお薬を飲もうね.
● 4歳以降：薬の必要性についてていねいに説明すれば理
解できる
例：身体の「痛い痛い」をやっつけるためにお薬を飲むよ.

③ 薬を内服することのメリットを明確にする

　子どもは，年齢によっては理屈よりも，薬を内服することで何か楽しいこ
と，嬉しいことがあるか，などと捉えがちで，動機づけが必ずしも治療や健康
意識に結びつかないことがあります．これは発達段階を考慮すると正常な反応
といえます．内服が追加されることによるメリットや報酬（ご褒美）を強調し
て示していくことも重要な関わりの一つです.

\Tips/

● 1〜2歳：内服で不機嫌になった後
に好きなだけ好きな遊びをさせてあ
げる環境が重要
● 3〜4歳：シール帳などで日々のが
んばりを可視化すると効果的
● 4歳以降：少しだけゲームの時間を
延ばすなど，具体的な服薬後のご褒
美が効果的

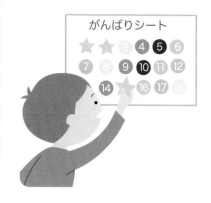

がんばりシート

Question 23

体調の変化（粘膜障害，嘔気・嘔吐，痛み）が怖くて薬を飲めなくなったときどうする？

Answer

① まずは身体症状のマネジメントを徹底する

② 症状が和らぐ時間やタイミングをアセスメントする

③ 身体症状が精神的な要因から助長されていないかアセスメントする

子どもの気持ち

気持ち悪いからこれ以上は無理！

つらいのに薬のことばっかり！

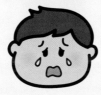

　子どもは採血や点滴をはじめとした侵襲的な処置に加えて，不安を伴う検査・手術といった非日常を病院で経験するなかで，それでも治療に必要な内服を継続しなくてはなりません．「泣きっ面に蜂」のように押し寄せる薬の内服時間や内服の促しは，子どもにとってトラウマになるような体験にもなりかねません．無理に内服を試みようとすれば，嫌悪感や恐怖心からもともとできていたことまでもが困難になることさえあります．つらい気持ちに寄り添いながら，まずは原因となる身体症状の緩和を最優先に介入することが重要です．

① まずは身体症状のマネジメントを徹底する

　身体症状が現れると気持ちが大きく落胆するため，一時的に親や医療者は，子どもが内服できる力がないと思い込んでしまうことも多いです．嘔気や痛みがある状態では，何もする気にならないのは大人も子どもも同じです．内服できない理由が身体症状にあれば，まずはその原因に対する適切な対応が必要です．とくに嘔気や口内炎など粘膜障害の影響で内服困難になることは珍しくありません．疾患や治療により起こりうる身体症状を客観的にアセスメントし，医師や薬剤師らと協働で嘔気や疼痛を抑えることが重要です．

\ **Tips** /

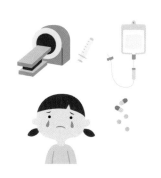

- 1〜2歳：子どもの普段と違う様子や繰り返す行動，気分の変化などを慎重に観察する
- 3〜4歳：痛みの部位や度合いを表現できるようになるため，できるだけその訴えに耳を傾ける
- 4歳以降：具体的な症状を聞き取り，どうすれば内服できるかを子どもに確認する

② 症状が和らぐ時間やタイミングをアセスメントする

　身体症状には日内変動があり，制吐剤や鎮痛薬の効き具合も時間帯によって異なります．嘔気や痛みなどの症状が軽減する時間をアセスメントし，できるだけ子どもの負担が少なく，内服できそうなタイミングを親と一緒に考える必要があります．その際に，子どもの意見を反映させることが重要です．

\ **Tips** /

- 1〜2歳：日内変動について，付き添う親と常に相談することが先決
- 3〜4歳：誤解や思い込みなどで嘔気や痛みなどの身体症状が助長されることがあることを念頭において対応する
- 4歳以降：本人のペース，訴え，希望に沿って内服プランを立てる

❸ 身体症状が精神的な要因から助長されていないかアセスメントする

　薬の色やにおいで嘔気・嘔吐をもよおしたり，内服の飲水量が多くて，嘔気・嘔吐につながることもあります．とくに子どもは苦手意識や思い込みが内服行動の確立を難しくすることも多いです．ストレスは痛みを抑制する神経を阻害する[1]といわれていることから，身体症状を和らげるために，まずは精神的な負担について親とともに考えて子どもに接することで，嘔気や痛みを段階的に軽減していくことが必要です．

文献

1) Chadi G A, Paul G：Chronic Pain and Chronic Stress：Two Sides of the Same Coin？. Chronic Stress (Thousand Oaks)，2017

＼Tips／

考えられる身体症状の要因

● 1〜2歳：子どもが安心する親の関わりが維持できる環境を調整しながら，身体症状の緩和につなげる
● 3〜4歳：服薬して嘔吐した経験があると，薬のカップを見るだけでも嫌がったり，嘔気を催しやすいので，新たなお気に入りのカップを用意して促してみる
● 4歳以降：予期不安から身体症状が出現することも多いため，大丈夫だと思える経験を積み重ね，対処方法を子どもと一緒に考える

＼Tips／

アセスメント方法

● 1〜2歳：母親のにおいがするタオルやいつも一緒に寝ているぬいぐるみを抱いてリラックスしてもらう
● 3〜4歳：カップを子どもの好きなキャラクターで飾ったり，「〜みたいに強くなる薬」など"ごっこ遊び"をすると気持ちが楽になることが多い
● 4歳以降：恐怖の要因がわかれば，子どもと話し合ってそれを除外していける関わりが重要

嘔吐した場合の対処法

まず，嘔吐による呼吸状態や全身状態の変化がなければ，吐いたときに慌てて対応する必要はなく，その子がまた飲めるくらい落ち着いてから（30分以上）対応すれば十分です．

追加で服薬させるかどうかは，①どんな状況で，②服薬直後か何分後か，③どのくらいの量吐いたか，を医師，薬剤師に話して指示を受けてください．

薬の味など（抗がん薬などは過去の吐き気の記憶から）が原因で吐いていないか，満腹時に服薬させていないかなど吐いた原因を考えるのが大切です．

吐いた量についてですが，散剤やシロップ剤は直後に吐いても胃に残り，全てを吐くことはありません．錠剤やカプセル剤は直後に吐いて明らかに形が残っていれば判断しやすいのですが，しばらく経って吐いたときは形がそのままでもカプセル剤では内容成分がすでに溶け出ている場合もあるので見た目では分かりません．すべて吐いたなど自分のイメージでなくありのままを医師や薬剤師に伝えて指示を受けてください．時間もできるだけ正確に確認して報告しましょう．

看護するときに知っておくとよいのは，追加して服薬させるべき薬と不要な薬があることです．先に嘔吐時の対応を決めておくと安心できます．

追加服薬させるかを検討する薬：抗菌薬，血中濃度を頻繁に測る薬，抗がん薬など

追加服薬を通常求めない薬：対症療法薬など

抗菌薬系は血中濃度等が下がると効果が低下する種類があるので，追加指示が多いかもしれません．血中濃度を測るてんかん薬のような薬も同様です．

NSAIDsなどの解熱鎮痛薬は倍量服薬を避けるため追加せず，その後の症状に合わせるのが一般的な判断です．

（石川 洋一）

Question 24

服薬・投薬の優先順位はどう決める？

Answer

① 医師との円滑なコミュニケーションで優先順位を確認する

② 内服から点滴に切り替えられるもの，切り替えられないものを薬剤師に確認する

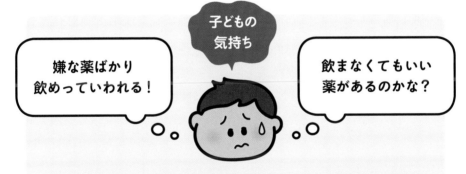

子どもの
気持ち

嫌な薬ばかり
飲めっていわれる！

飲まなくてもいい
薬があるのかな？

　子どもにとって，服薬の優先順位が高いかどうかはあまり問題ではなく，とくに幼児期では，味や好みの方がよほど大きな問題でしょう．しかしながら，重要な薬剤ほど子どもにとって苦手であることが多いのも事実です．「これは飲まなくても大丈夫だけど，これだけは飲んで」と子どもに最低限の内服を促すことも一案ですが，今まで飲んできた内服をスキップするなど一貫性が欠けてしまう関わりにより，子どものモチベーションを下げてしまうこともあります．全て子どもにとって大事な薬であることを誠実に伝えながら，優先順位に注意しつつ子どもに選択肢を与えるなどしてみましょう．子どものペー

スを尊重した関わりが気持ちの負担を軽減し，最終的に自発的に重要な薬剤を自ら内服できる事例も少なくありません．

① 医師との円滑なコミュニケーションで 優先順位を確認する

　疾患によって，内服薬の種類，数，量は異なってくるはずです．治療に必要な薬の優先順位は医師としっかり確認したうえで，親と相談しましょう．とくに血液疾患の患児では，免疫抑制薬，ステロイド，抗菌薬，胃薬，下剤，鎮痛薬など必要な薬の種類は多岐にわたります．子どもにとってストレスとなる薬の情報を考慮に入れながら，内服の順番や代替案をあらかじめチームで検討しておくことが重要です．

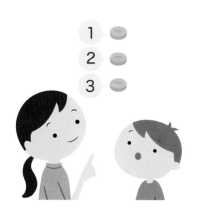

\ Tips /

- ●1〜2歳：まずは事前に親と情報共有をしておく
- ●3〜4歳：論理的に十分理解できないことも多いため，優先順位の説明に重点を置きすぎないようにする
- ●4歳以降：優先順位を理解できるようになるため，重要な薬剤の必要性をていねいに説明する．

② 内服から点滴に切り替えられるもの，切り替えられないものを薬剤師に確認する

　錠剤の飲み込みに抵抗がある場合には粉薬やシロップ剤へ，逆に粉薬やシロップ剤になることで苦みが強くなるのであれば錠剤やカプセルに詰めるなどの変更が有効です．しかしながら剤形を変更できるものとそうでないものがあり，また病院ごとに採用しているメーカーや種類が異なるため，まずは薬剤師に確認しましょう．

　もしどの剤形も内服できなければ，速やかに点滴に切り替えられるか否かを事前に確認しておきましょう．必ず経口からの服用が必要な薬剤に関しては，内服練習をして飲めるようにすることは必要ですが，点滴が挿入してあり，内服の苦痛が強いのであれば，点滴からの投与に切り替えられないか，医師や薬剤師に相談しましょう．内服薬の種類や錠剤の数・粉の量が減ることで，子どもはがんばって飲もうと思えたりもしますし，嘔気の中で内服させることは，逆に嘔吐を引き起こしてしまいます．

\Tips/
- 1～2歳：これまでの子どもの内服経験や反応をもとに，親と密に相談しながら内服を進めていく
- 3～4歳：選択肢をできるだけ多く提示し，子どもにとって受け身とならない内服行動に導く
- 4歳以降：薬剤師と直接話す機会を子どもに与え，相談できるプロセスを経ることで，子どもの自立性を促していく

Question 25

内服時間が決められている薬を
飲めない時はどうする?

Answer

① 時間通りに内服できるように，子ども自身に時間を意識させる

② 時間の猶予などをあらかじめ医師と相談する

③ 飲めたときと，飲めないときで臨機応変なプランを立案する

④ 飲めないときでも，必ずがんばりのプロセスをポジティブフィードバックする

子どもの
気持ち

またこの時間がきた

大人たちは
なんだか顔がコワい

　時間制限がある状況下では，子どもにとって「終わりがある」ことが動機づけとなって内服意欲を促すこともある一方で，当然プレッシャーとなることもあります．とくに免疫抑制薬のような重要な薬は，医療者のあせりが子どもや親に伝わることもしばしばあります．明確なタイムスケジュールを子どもと親に事前に共有したうえで，内服へと気持ちの準備を整える時間を持てるようにしましょう．

第1章

第2章

第3章

第4章

一覧集

プロのテクニックが満載！場面別Q&A

① 時間通りに内服できるように，子ども自身に時間を意識させる

　遊んでいたり，ほかのことをしている場合もあるので，内服時間を事前に伝えておくことが，子どもにとっての心の準備につながります．タイムアラートを使用し，もうすぐ内服時間になることを段階的に意識させることで，子ども自身が準備できる環境につながります．

\ **Tips** /

- 1〜2歳：遊ぶ時間が終わることを段階的に伝えていく
- 3〜4歳：経時的に声かけをし，わかりやすいタイムアラートが有効
- 4歳以降：約束ができるようになるため，親と3人で目標を共有する

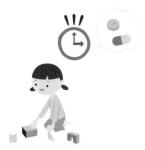

② 時間の猶予などをあらかじめ医師と相談する

　時間通りに内服しなければならない薬剤の大半は，血中濃度，薬効低下の影響を考慮し，毎回同じ条件で内服する必要があります．多少遅れたとしても，遅れる時間が毎回おおむね一緒であれば，血中濃度は一定の条件で測定できることになります．時間の猶予は，医師とプランニングし，決められた時間を過ぎてしまわないように意識しながら，内服の支援に取り組みましょう．

\ **Tips** /

- 1〜2歳：内服時間に向けて，気分を上向きに保てるように親と相談しておく
- 3〜4歳：時間の制限をゲーム感覚に似せて説明し，理屈よりも時間内で内服できるかをミッションに仕立てる
- 4歳以降：時間の猶予がある理由もすべて子どもに説明して，動機づけにつなげる

③ 飲めたときと，飲めないときで 臨機応変なプランを立案する

　内服できない場合には，点滴に切り替えたり，可能な剤形や別の薬に変えるなど，スムーズかつ臨機応変なプラン変更が求められます．入院スケジュールの中で内服を確実に行わなければいけない期限がある際には，それも考慮に入れる必要があります．退院が内服のモチベーションにつながることもあり，必要に応じて保護者への情報提供が必要になります．タイムリーに保護者と治療方針を共有し，退院のために必要なプロセスをていねいに確認していきます．

\Tips/

- 1〜2歳：一貫性をもった関わりが子どもに安心感と信頼感を与える
- 3〜4歳：ベッドサイドにポスターやホワイトボードを設置し，プラン自体を可視化する工夫を考える
- 4歳以降：無理強いしてトラウマ体験にならないように，子どもの意思を尊重しつつ，子ども自身が決めたプランも考慮に入れる

④ 飲めないときでも，必ずがんばりのプロセスを ポジティブフィードバックする

　内服できないことが，子どもにとっての失敗談にならないような声かけやプランが必要になります．「絶対に飲まなければいけない」と大人があせることは，そのまま子どものあせりにもつながり，結果的に気持ちの負担ばかりが増えてしまいます．仮に内服できなかったとしても，子どもが負い目を感じてしまわないように，日々子どもが達成できた内服量，時間などを可視化していくことが重要です．

\Tips/

- 1〜2歳：子どもにとって心地よい環境や遊びを継続して行う
- 3〜4歳：結果にかかわらず，必ず毎回の内服行動のプロセスにおいて向上した点を強調してフィードバックする
- 4歳以降：子ども自身の工夫にフォーカスを当てながら，一つひとつの積み上がりを客観的にフィードバックしていく

Question 26

親が子どもに黙って食べ物に薬を混ぜ，
食べられなくなった子どもへの対応は？

Answer

① 親から子どもに薬を混ぜていたことを謝り，服薬方法を医療者と
　 親子で検討する

② 食べ物には薬を混ぜないようにし，子どもが安心して食事ができ
　 るようにする

子どもの
気持ち

今までと味が違うな

どうして苦いのかな

　好きな食べ物や美味しいと思っていた食べ物から，薬のような味
がしたり，今までと違う風味がすると，子どもは必ずその違いや異様
さに気づきます．「どうしてこの食べ物から苦い味がするのかな」「今
までとなんだか味が違うな」と不信感を抱きます．薬特有の甘苦い味
によって薬だと気づいたり，感じたりして，親に対する不信感や，食
べ物を食べることへの不安にもつながり，いつまた食べ物に薬を混ぜ
て出されないかと思うことになります．親に騙された，勝手に食べ物
に薬を混ぜられた！ というショックや怒りを子どもに抱かせてしま
うことは悲しいことです．

125

① 親から子どもに食べ物に薬を混ぜていたことを 謝り，服薬方法を医療者と親子で検討する

　親が子どもに黙って，薬を何かの食べ物や飲み物に混ぜたりしないようにすることが，服薬行動を進めるうえでは大切な基本です．薬を混ぜた食べ物や飲み物を子どもが嫌いになり，薬への拒否感が増してしまいます．まずは親から子どもに食べ物に混ぜて薬を飲ませたことを謝り，薬を飲む必要性とその目的を医療者からも子どもに説明し，どうやって飲めばよいかを親子と相談することから始めます．

　最初から薬を飲み物や食べ物に混ぜる方法は，大抵はその食べ物自体の味も悪くなるため，結局はどう隠しても気づいて嫌がります．それよりも，薬を飲むために作られた服薬補助ゼリーやオブラートなどを利用し，好きな食べ物や飲み物とは区別をしておく方が，最終的な薬の受け入れもよくなります．薬の入っているこの1口分だけはがんばって飲み，その後でお水やお茶を飲むなどして，口の中の嫌な薬の味を早く消してしまうようにしましょう．

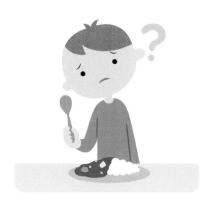

② 食べ物には薬を混ぜないようにし，子どもが安心して食事ができるようにする

薬を食べ物に混ぜて飲ませてしまい，その後にその食べ物に対する不信感を覚え，拒否の原因となってしまった場合，子どもがその食べ物をまた食べたいと思えるようになるには時間がかかることが多いです．成長してからもいまだに内服薬の味を思い出してしまい，その食べ物が食べられないというケースも見聞きします．

薬は薬であり，食べ物の中には何も隠されていないという安心感を得なければなりません．親も医療者も薬を準備する段階から，子どもの目の前で薬を見せながら，「この1口分だけが薬入りの服薬補助ゼリーだよ」と一緒に確認するようにしましょう．

例えばバニラアイスやヨーグルトに混ぜるような場合には，まずはスプーン1杯分だけにして，この1口にしか薬は入っていないということをしっかりと伝えて準備し，薬を服用した後に，美味しいバニラアイスやヨーグルトを食べさせて，安全と安心感を再確認する必要があります．子どもにとっては，服薬時に毎回アイスを食べたい，毎日ヨーグルトを食べたいとはならないので，服薬をサポートする食品には必ずしもなりませんし，その効果は長くは続かないと考えましょう．

\ Tips /

内服の準備で親に指導するポイント
- 子どもの目の前で薬包を開封するところから始める
- 薬のボトルの蓋を開けて，飲む必要量をその場で取り出して見せ，直接子どもの口に運ぶ
- この一口分だけが薬なのだとわかるようにする

column 3　小児製剤の現状

　小児用の製剤といえば，まずドライシロップや細粒ではないでしょうか．あるいはシロップ剤かもしれません．世界で粉薬を頻繁に服用しているのは日本だけで，欧米ではほとんど流通していません．子どもには錠剤を溶かした液をボトルに入れて処方することが多いようです．その欧米では10年以上前から，製薬会社が成人向けの新薬を開発する際に，小児薬の開発計画を提出することを法律で義務付けています．そのため日本より多くの小児用医薬品が開発され，同時に子どものための製剤も多くなってきました．残念なことに日本は小児製剤においてもドラッグ・ラグ※が存在します．今や新薬の多くは欧米で先に開発されて日本に入ってきます．これからシロップ剤は減っていくでしょう．なぜなら液体の製剤には防腐剤や香料が配合されているのが通常ですが，各国で小児に使用できる添加剤の種類や量の規制が異なるので，世界共通で使用できる製剤を設計するのが難しく，液体は流通にコストがかかるため，世界的には製薬会社はシロップ剤を作らなくなっているからです．

　日本独自と言ってもよい粉薬のよいところは，年齢や体重に合わせて用量が調整でき，それを1回ずつに分けて分包できるところでしょう．シロップ剤は，保護者が自分で服用量を計量するケースが多く，間違ってはいけないという心理的にも大きなプレッシャーがかかります．また，最近の子どもは人工的な甘さやにおいに敏感で，長期間服用する場合にはシロップ剤は好まれない傾向が顕著です．

　多くの日本の病院には一増一減といって，薬剤管理の効率性のために1つの医薬品を採用する際に別の1品目を採用リストから削除するルールが存在します．そのため成人用の錠剤が採用されている製品で，新たに小児用の製剤を採用することは難しいのが現状です．このような背景から錠剤を粉砕したり，カプセルを外して粉状に調剤して分包したりしますが，製剤設計上はそのような調剤で小児に投与されることをそもそも想定していないので，子どもは大人が味わうことがない粉砕薬の苦味を我慢しなければならない課題があります．これに対し保険薬局（院外薬局）では，医師が外来患者に処方した薬の銘柄を出

してくれます．もし，服薬に困る薬剤があれば，小児用の剤形が販売されていないか調べてもらえると在宅では使用できるかもしれません．錠剤を粉砕した粉の代わりに，チュアブル錠，小型錠，ドライシロップ，貼付剤など別の製剤を服用・使用することができるとよい場合があります．

　錠剤にもいろいろな種類がありますが，気をつける点が少しずつ違うのはご存じでしょうか．普通の錠剤と口腔内崩壊錠（通称OD錠），チュアブル錠，舌下錠およびトローチ剤などは外観が似ていますが，投与するうえでの注意が異なります．一般的な錠剤とOD錠とチュアブル錠は消化管で吸収されるのに対し，舌下錠は口腔内で吸収され，トローチ剤は口腔・咽頭などの局所で作用します．そのため，舌下錠やトローチ剤はすぐに飲み込んでしまうと効き目がなくなってしまいます．

　OD錠に関するよくある誤解は，口腔内で崩壊する錠剤だから噛んでもよいとか，潰してもよいと思われている点ではないでしょうか．OD錠は普通の錠剤より速く崩れるだけの製剤です．噛んだり潰したりすると錠剤の内部に腸溶性や徐放性のコーティングされた顆粒が含まれている場合には，それが破壊されると危険ですので確認が必要です．ちなみにOD錠も海外ではあまり流通しておらず，日本だけで普及している剤形です．

　同じ効能効果の医薬品でも，先発品とジェネリック（後発品）では添加剤も製剤設計も異なります．ジェネリックの中でも複数のメーカーがさまざまな製剤を発売しており，味や飲みやすさや使いやすさが異なります．しかし子どもが自分で複数の薬剤の中から味見して一番おいしいものを選ぶことはできません．そこで子どもたちにとっての飲みやすさを看護師や家族が観察して評価し，薬剤師や医師に伝え，そこからさらに企業，業界に伝えていかなければ，"安いけど服用性はよくない"といったような製品が流通することになります．「悪貨は良貨を駆逐する」にならないように，子どもたちの薬に対する評価を医療者や家族ら大人がフィードバックしていってほしいと思っています．

※ドラッグ・ラグ：主に欧米など海外で承認されている新薬が日本で承認されるまで長い年月がかかったり，承認されない状態．

（原田　努）

Question 27

検査前の催眠剤の内服を嫌がる子どもに
どう対応する?

Answer

① なぜ薬を飲む必要があるのか，子どもに検査の内容と催眠剤について説明する

② 医師と相談して，坐薬や静脈麻酔への切り替えを検討する

子どもの
気持ち

おいしくないし，
苦いよ

お薬の後にお水を飲みたいのになぜダメなの

　催眠剤は多くの子どもが飲むのを嫌がる薬です．外来の検査や入院中の検査で使用する場合，親はもちろん看護師にとっても，子どもに催眠剤を飲ませることは大変なことで，泣いて嫌がったり吐き出したりするために苦慮することでしょう．薬を触った子どもの手や顔がベトベトになり，口から吐き出した場合には，オレンジ色の着色を拭き取るのも大変です．

第1章
第2章
第3章
第4章
一覧集
プロのテクニックが満載！場面別Q&A

① なぜ薬を飲む必要があるのか，子どもに検査の内容と催眠剤について説明する

　子どもに，これから行われる画像検査について，身体を動かすときれいな画像が撮れないこと，お薬を飲んで眠っている間に写真を撮ること，検査が終わって目覚めたら，家に帰れることなどを説明します．大きな音がしたり，長い時間動いてはいけないなどの苦痛がなく，寝ている間に終わること，終わったら飲食できることをきちんと説明すると意欲が湧くことが多いです．また，服薬，検査，終了，帰宅を可視化し，それぞれを到達目標として，一つ終わるたびに "がんばりシート" にご褒美シールを貼ることも，動機づけになります．

催眠剤とは？

　CT や MRI，RI，造影検査などで子どもが撮影中に動かずにいられない場合，経口で催眠剤［トリクロリール®シロップ（一般名：トリクロホスナトリウム）］を内服させ，眠らせてから撮影や検査をする必要があります．検査前から禁飲食が必要な場合には空腹による不機嫌がみられたり，検査時に眠れるようにお昼寝をさせてもらえなかったりするため，検査前からぐずっていることも多いでしょう．そんな状況では，飲み慣れていない甘苦い薬を飲むということ自体が苦痛なことです．喉の渇きから甘苦さも気にせず飲んでしまう子どもも中にはいますが，甘いにおいとは逆に，口の中に苦さが残って嫌がりやすいのです．体重換算で処方されるためシロップの量が 10 cc 以上と多くなることがあり，少量ずつ何度も飲ませようとすると，口の中の甘さと苦みが増強してしまいます．「苦さが追いかけてくるから，さっと早く飲んだほうがいいよ」などと声をかけ，なるべく 1〜2 口で飲めるように促しましょう．

131

▶図1 **検査がんばりシート**

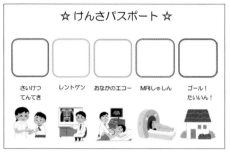

☆ けんさパスポート ☆

さいけつ　　　レントゲン　　おなかのエコー　　MRIしゃしん　　ゴール！
てんてき　　　　　　　　　　　　　　　　　　　　　　　　　　たいいん！

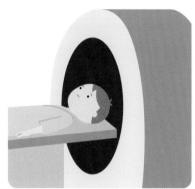

② 医師と相談して，坐薬や静脈麻酔への切り替えを検討する

　甘苦い薬が苦手だったり，薬のにおいだけで飲むのを嫌がったり，1口飲んですぐに吐くなど嫌がりが激しい場合は，ほかの薬剤や方法にできないか医師と相談しましょう．坐薬使用を優先したり，造影剤使用のために点滴ラインが挿入されていれば，静脈麻酔による鎮静も可能な場合があります．幼児以上の体重では，服用量が10 cc以上を超えることもあるので，全てを服用させるには大変な量になります．催眠剤を飲ませようと何十分も親子で格闘したり，飲ませても吐き出したりして，結局は何cc飲んだのかもわからない状況で，さらに薬を追加して飲ませてしまうと，薬剤の血中濃度が高くなり有害事象を生じる危険性があります[1]．もし経口投与が難しく，吐き出してしまう場合には，無理に飲ませるよりも医師に他の方法などを相談しましょう．

▶図2 **トリクロリール®シロップ**

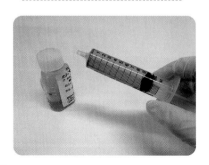

文献
1) 日本小児科学会：MRI検査時の鎮静に関する共同提言
（2020.2.23改定）
https://www.jpeds.or.jp/modules/guidelines/
index.php?content_id=33　より2023年7月検索

第1章

第2章

第3章

第4章

一覧集

プロのテクニックが満載！ 場面別Q＆A

Question 28

> # 手術の前投薬の内服を嫌がる子どもに
> # どう対応する?

Answer

① 手術のプリパレーションの際に，前投薬の内服についても説明しておく

② 服薬の方法を子どもと相談し，動機づけをする

子どもの気持ち

手術室は怖いよ

なんで薬を飲まないといけないの？

　手術室に出棟するとき，子どもは，さあ，これからがんばろうという気持ちや，手術がもういよいよなのだという緊張や不安などを抱えています．事前に手術のプリパレーションをしていても，出棟時に泣き出す子どももいるでしょうし，強がって言葉には出さずとも，そのような思いを感じながら待っている子どももいるでしょう．その中で苦みを伴う薬を服薬するということは，手術を受けにいくこととはまた違ったがんばりが必要です．術前の禁飲食の中，内服後に水を飲めないのに，薬を飲まないといけないということは，子どもにとっては考えただけでも嫌なことです．

① 手術のプリパレーションの際に，前投薬の内服についても説明しておく

　前投薬［ミダゾラムシロップ（経口ミダゾラムシロップ（院内製剤）），セルシン®シロップ（一般名：ジアゼパムシロップ）］は苦みがあるので，子どもは苦手で，飲みたがらない薬の１つです．出棟前の心を落ち着かせるために飲む薬でも，泣いて嫌がって余計に興奮してしまうのではないかと心配になることもあるでしょう．

　手術のプリパレーションで，手術や麻酔の説明だけしかしておらず，出棟前の前投薬について話していなければ，今から薬を飲むと急に言われても，子どもは戸惑いや不安を感じてしまいます．子どもにとって服薬は，すぐに受け入れたり妥協することは難しいのです．前日のうちに，出棟前には少し苦みのある薬を飲むこと，多くは飲水できないので，そのシロップ剤だけを飲むか，ほんの少量の水で粉薬を溶いて飲むことになると説明します．さっとすぐに飲み込んだほうが苦みを感じにくいことも確認しておきます．内服後は，少し眠気が出る場合もあるためストレッチャーでの出棟になることも確認しておきましょう．

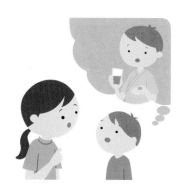

② 服薬方法を子どもと相談し，動機づけをする

　前投薬を急に子どもの目の前に持っていって飲むように促すのではなく，手術のプリパレーションの中で前投薬があることを説明しておくことが重要です．その際，前投薬をどうやって飲むのかを子どもと相談しながら決めることが大切なポイントです．例えば，シロップ剤であれば，薬杯のカップに入れて飲みたいのか，スポイトやシリンジで吸い上げて飲みたいのかなど，その方法を子どもに確認して選択できるようにします．また，粉薬であれば，粉のまま口に入れて飲むのか，白湯や単シロップで溶解してから飲むのかの選択も可能です．そして，自分で薬を持って飲みたいのか，看護師や親に薬を口に入れてもらって，少量の水のカップを自分で持って飲むのかなど，可能な選択肢の中から選んでもらい，自己決定をしているという認識を持たせながら内服を促していきます．

　前投薬を飲むタイミングとしても，手術着に着替えてから飲むのか，先に薬を飲んでから手術着に着替えるかも，子どもは自分で決めたがるものです．

　手術に対する不安な思いを抱えていたり，手術を受けに小児病棟を出棟し，手術室に入ってこれからがんばらなければと思っている子どもにとっては，前投薬の服薬行動では普段以上に緊張していることもあり，何かしら簡単な動機づけの支援は必要になるでしょう．動機づけの一例として，幼児から小学校低学年の場合には，子どもの好きなキャラクターのシールやビーズを獲得することを提案してみることも効果的です．そして，内服後には，飲めたことを褒めて支持することで，自分のがんばりが認められたり，子どもが前投薬を飲めたという達成感を得られることは，手術室に向かうための力になるのです．

Question 29

服薬支援における多職種連携とは？

Answer

服薬支援には，以下のような具体的な目標があげられます．

① 内服練習による内服準備

② 内服薬の味・におい・形状・特性を考慮した内服行動の確立

③ 内服へのモチベーション向上

④ 与薬を行う親の負担軽減

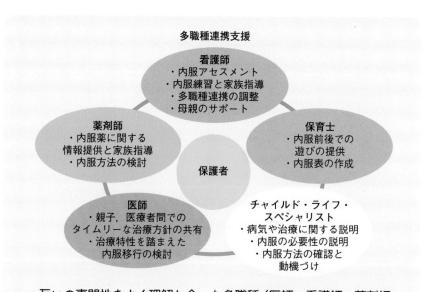

多職種連携支援

看護師
・内服アセスメント
・内服練習と家族指導
・多職種連携の調整
・母親のサポート

薬剤師
・内服薬に関する
　情報提供と家族指導
・内服方法の検討

保護者

保育士
・内服前後での
　遊びの提供
・内服表の作成

医師
・親子，医療者間での
　タイムリーな治療方針の共有
・治療特性を踏まえた
　内服移行の検討

**チャイルド・ライフ・
スペシャリスト**
・病気や治療に関する説明
・内服の必要性の説明
・内服方法の確認と
　動機づけ

互いの専門性をよく理解し合った多職種（医師，看護師，薬剤師，
チャイルド・ライフ・スペシャリスト，保育士）による多角的アプ

ローチによって，子どもの服薬行動をより効果的かつ効率的に確立できます．

① 内服練習による内服準備

医師は，治療スケジュールを多職種間で共有し，子どもと親に内服薬と内服の必要性について事前に説明をすることが大きな役割の一つです．治療に必要な薬を子どもが内服できるかどうかを事前に親子と多職種チームで検討することで，実際にその薬の内服を開始する前に，同じような剤形のものやお菓子などで内服練習をしてみることができます．もしそれでもその薬が飲めないときは，ほかの剤形に変更し，同じような薬効のほかの薬の処方を検討します．

看護師は，これまでの子どもの内服経験や，普段から子どもが好み，得意とする内服方法を親と十分に相談しながら検討する必要があります．薬の剤形，量，回数，時間などをアセスメントしたうえで，内服練習を見守っていきます．錠剤の練習では，小さなラムネやチョコレートなどのお菓子を適切な大きさにカットして，飲み込む練習をすると効果的なことがあります．

薬剤師は，内服薬の薬効や特徴などを親と子どもに説明して，内服の必要性を理解できるように働きかけます．処方された薬の内服が難しいと判断した場合には，同じ薬効で別の薬剤や剤形があるかどうかを検討して医師に相談し，ほかに使用できる薬剤を提案します．

チャイルド・ライフ・スペシャリスト（CLS）は，子どもの性格傾向や好み，生活リズムなどを看護師と協力してアセスメントし，遊びからの内服時間や内服行動への切り替え方と，その子どもにとって苦痛の少ない内服方法を子どもと相談します．人形を使った医療遊びを通じて，人形に内服させたり，子どもの薬や内服への思いを確認していきます．

保育士は，内服を嫌がる子どもの気分転換のために大きな役割を担います．内服練習の前後で子どもとの遊びを計画して，子どもの内服練習という医療的な体験から，遊びという日常に戻れるように支援します．

❷ 内服薬の味・におい・形状・特性を考慮した内服行動の確立

　医師は，内服薬の優先順位や，時間で内服しなければならない内服薬などを明確に提示し，血中濃度や薬効に影響しない内服しやすい方法を検討します．

　看護師は，親と相談しながら，子どもが一番好む内服方法を検討します．薬のにおいが苦手な場合には，カプセル剤を試みることでにおいをカバーできるかなど，薬剤師に相談し，連携しながら検討していくことが重要です．飲み合わせや温度変更によって薬効に影響が出やすい薬などはあらかじめ薬剤師に確認しておきます．

　薬剤師は，内服薬それぞれの味やにおいなどの特徴について，事前に子どもと親に説明したうえで，多職種にも子どもが抵抗を示すと考えられる薬について共有しておく必要があります．また，錠剤，粉剤，シロップ状など剤形を変更できる選択肢があるとわかることで，子どもにとってなるべくストレスの少ない内服行動の確立につなげることができます．

　CLSは，子どもの好きなアニメなどのキャラクターが薬を内服することで強くなるごっこ遊びなどを交えながら，内服を援助します．例えば，「全集中！」（人気アニメの主人公のセリフ）と言ってから内服するルーティンを確立したケースもあります．

　保育士は，内服に子どもが強いストレスを示す場合は，内服後に遊ぶ時間を設けて，気持ちを切り替え，落ち着ける時間をつくることに努めていきます．

❸ 内服へのモチベーション向上

　医師は，治療のスケジュールを繰り返し伝えながら，内服の回数や内服終了の時期なども一緒に説明します．

　看護師は，日々の内服状況を評価し，親と共有しながら，子どものやる気や動機づけなどをアセスメントしていく必要があります．

　薬剤師は，できるだけ子どもにとって苦痛の少ない剤形や薬の味なども情報提供します．

CLS は，病気や内服の必要性について発達段階に合わせた説明を行います．抗菌薬などであれば，画用紙やホワイトボードなどで絵を書きながら視覚的に伝えるようにします．「バイ菌➡悪者➡やっつける」という流れは，子どもの好きなアニメなどを引用すると理解しやすくなります．

保育士は，内服のためのシール帳やお薬カレンダーを作成し，視覚的に日々の頑張りを可視化することで，成果を振り返ることができ，子どもの内服意欲の促進につながりやすくなります．

④ 与薬を行う親の負担軽減

医師は，親子に内服の必要性を説明し，内服状況を確認していきます．

看護師は，親の子どもに対する思いをタイムリーに共感的に傾聴しながら，短期，中期，長期的な目標設定を一緒に立て，治療が前進していることを言語化して共有していく必要があります．親への適切な情報共有や心理的な支援が，親子で前向きに内服に取り組むことにつながります．

薬剤師は，内服状況を確認しながら，継続的に内服に関する相談に乗ります．

CLS は，内服によるストレスなどが，親子の関係性に負の影響を与えないように，親子で楽しめる遊びなどを提案し，必要に応じて親子のコミュニケーションの橋渡しをします．

保育士は，親子の遊びを提供したり，親との会話を通じて子どもに内服させる大変さや親の思いを確認します．

第1章
第2章
第3章
第4章
一覧集
プロのテクニックが満載！場面別Q&A

Question **30**

> 針穿刺のときに，外用局所麻酔剤のエムラ®パッチやエムラ®クリームは，どうやって使うとよい？

Answer

① エムラ®クリームの使い方：針穿刺予定部に，皮膚の色が透けて見えないぐらいの厚さに塗布，ラップなどで密封状態を保って1時間経過後にラップを除去し，残ったクリームをガーゼやアルコール綿で拭き取る

② エムラ®パッチの使い方：針穿刺予定部に，白色の円形パッド部分を貼付し，1時間経過後にパッチを剝がす

③ エムラ®クリーム，エムラ®パッチのいずれを使用した場合でも，注射や針穿刺の前に，アルコール綿で消毒してから処置を行う

子どもの気持ち

どうして注射をしないといけないの？

注射や針は痛いから嫌だ！

　子どもたちには，針穿刺に対する不安や恐怖，怒りなどさまざまな思いがあります．「針や注射の痛みはどうにかならないの？」「痛くて泣いちゃう」「何度もグリグリされると痛いんだよ」「何回も刺したんだもん」など，針穿刺とその痛みの経験は，その後の医療体験にも影響を与えてしまいます．

エムラ®クリームとエムラ®パッチとは

　エムラ®クリーム（リドカイン・プロピトカイン配合クリーム）やエムラ®パッチ（リドカイン・プロピトカイン配合貼付剤）は，皮膚レーザー照射療法時，および注射針や静脈留置針穿刺時の疼痛緩和として使用される外用局所麻酔剤です．1984 年に世界で初めてスウェーデンで使用が始まり，現在では80 カ国以上で使用されています．日本国内では，2012 年にエムラ®クリーム，2017 年にエムラ®パッチが承認されました．リドカインとプロピトカインの2 種類が混合したもの（共融混合物）を用いて製剤化され，局所麻酔薬の皮膚透過性を高めた製剤です．採血や点滴挿入，筋肉注射・皮下注射，予防接種，PICC ライン挿入，グローション®カテーテル挿入，骨髄・腰椎穿刺時，CV ポートアクセスの針穿刺時，心臓カテーテル穿刺部の局所麻酔前，腎臓など針生検時の局所麻酔前などにも使用でき，主に針穿刺時の疼痛緩和のために使用します．

エムラ®クリーム

　処置や針穿刺予定部に，エムラ®クリームを皮膚の色が透けて見えないぐらいの厚さに塗布します（塗布の量やサイズは図 1 参照）．クリームが乾燥したり，剥がれてしまわないように，IV-3000 か 3M™ テガダーム™ などのフィルム材で覆うか，ラップを貼って，クリームがにじみ出ないように周囲をテープ固定し，1 時間は密封状態を保ちます．1 時間経過したらラップやフィルム材を除去し，皮膚の上に残ったクリームをティッシュやガーゼ，アルコール綿で拭き取ります．注射や針穿刺の前には，アルコール綿で消毒してから処置を行います．

エムラ®パッチ（図2）

　エムラ®パッチのベージュ色の部分とアルミ部分の端を持ち，左右に広げるように剥がします．処置や針穿刺予定部位に貼付し，貼ったままの状態を 1 時間保ちます．中央の白い円形部分に薬液が含まれています．1 時間経過したら，エムラ®パッチをゆっくり剥がします．テープを剥がすことが嫌いな子や

肌の弱い子には，剥離剤（リムーバー）を使用しましょう（図3）．ティッシュやガーゼ，アルコール綿で残った薬液を拭き取ります．注射や針穿刺の前には，アルコール綿で消毒してから処置を行います．

▶**図1 エムラ®クリーム**

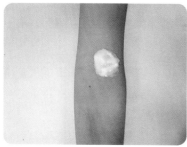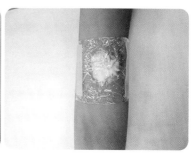

▶**図2 エムラ®パッチ**

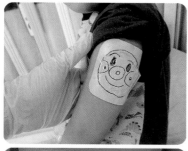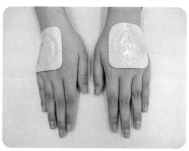

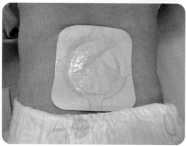

穿刺する部位や血管の上に貼付する

骨髄穿刺や腰椎穿刺の穿刺部にも有効

第1章
第2章
第3章
第4章
一覧集

プロのテクニックが満載！ 場面別Q&A

▶図3 リムーバー：スプレータイプとワイプタイプ

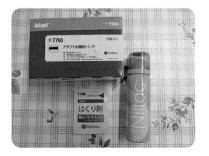

\Tips/

- エムラ®パッチの表面にイラストを油性ペンで描くと，2～3歳の幼児でも剥がさないで大切にしながら貼付を維持できる．貼付した時間を記載しておくと，どれぐらい時間が経ったのか確認できる
- エムラ®クリームを塗布する場合，ラップで保護すると全体的に伸びて拡がってしまい，効果が弱まる可能性がある．フィルム剤（IV3000ドレッシング，3M™テガダーム™など）を貼付した方が，その部位にクリームが固定されて浸透するためより効果的である
- 薬理学的疼痛緩和方法としてエムラ®クリームやエムラ®パッチを使用し，処置を実施する際に，深呼吸や絵本・おもちゃを用いたディストラクション（p.189参照）などの非薬理学的疼痛緩和法を併用して，針穿刺の疼痛緩和に取り組むことが重要

サプリメントと薬の飲み合わせ

　治療に必要なビタミン・ミネラルを補給するサプリメントは効果的です．ただ最近は多種の小児用サプリメントが発売されており，例えば野菜が嫌いな子にマルチビタミンを飲ませておく，身長を伸ばすためカルシウムを飲ませておく等の事例も見られます．きちんとした食事への配慮をせずにサプリメントに期待するのは食生活を不適切なものにする原因となり避けたいものです．

　さて服薬中の相互作用の予防には，サプリメントをやめてもらうのがわかりやすい対策です．服薬時にサプリメントを続けたい場合，小児のサプリメントは成分量も少ないので，服薬との時間を空けるなどの特段の注意はありません．ただし，カルシウムや牛乳類はニューキノロン系抗菌薬，テトラサイクリン系抗菌薬などと服用すると医薬品の吸収低下が起こるので服薬期間中はしばらく摂取をやめるか，2時間くらい空けて服用するとよいので表を参照してください．

▶表　**成人が用いるサプリメント等の医薬品との相互作用**

サプリメントなど	医薬品	相互作用
マグネシウム，アルミニウム，カルシウム，それを含む胃腸薬，牛乳など	ニューキノロン系抗菌薬，テトラサイクリン系抗菌薬	医薬品の吸収低下
イチョウ葉エキス	ワルファリンカリウム，アスピリン，チクロピジン塩酸塩	出血傾向
クロレラ，納豆菌製剤，納豆	ワルファリンカリウム	抗凝血作用の減弱
セント・ジョーンズ・ワート（和名：セイヨウオトギリソウ）	シクロスポリン，タクロリムス水和物，ジゴキシン	医薬品の作用減弱
グァバ葉ポリフェノール	糖尿病治療薬	血糖降下作用の増強（低血糖を招く）

それよりも好ましくないのは過量摂取です．小児のサプリメントはとても味
がよく，子どもが自分で摂りすぎることに注意が必要です．また保護者も多く
服用すると効果が高いと思い違いしていることがあるので確認が必要です．例
えば最近，虫歯予防でよく聞くキシリトール，ビタミンCやマグネシウムの過
量摂取（年齢によりますが成人と同量は小児にとっては過量になります）は下
痢を招きます．脂溶性ビタミン（A，Dなど）の過量摂取は食欲不振などを招
きます．乳酸菌も最近流行ですが，自分の腸の細菌叢はある程度決まっている
ので多めに摂取しても有用性はありません．

　また，総合栄養成分ということで多種類の原材料を使用しているものには，
アレルギー物質となる特定原材料等*が含まれるものもあり，アレルギーを発
症する原因ともなります．これらに気づかずサプリメントが原因で体調を悪く
している場合もあるので親や保護者への使用状況の確認は大切です．とくに，
良かれと思って成人向けのサプリメントを飲ませている親を見かけるのが心配
です．そんなときには親から薬剤師に相談してもらうと子どもの健康を守るこ
とができます．

　*特定原材料等（28品目）
えび，かに，小麦，そば，卵，乳，ピーナッツ，アーモンド，あわび，いか，いくら，オレ
ンジ，カシューナッツ，キウイフルーツ，牛肉，くるみ，ごま，さけ，さば，大豆，鶏肉，
バナナ，豚肉，まつたけ，もも，やまいも，りんご，ゼラチン

（石川　洋一）

▶ 粉薬の溶解方法・オブラートで粉薬を包む方法

1. 粉薬の溶解の仕方

❶ カップを用いる場合

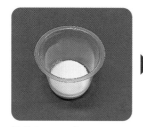

粉薬をカップに入れる

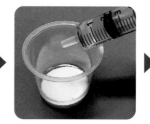

少量の水を入れる

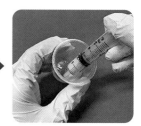

混ぜて粉薬を溶かす

水は入れ過ぎないように
注意しましょう

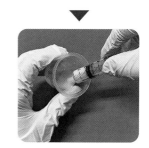

薬を吸い上げる

❷ 薬包を用いる場合

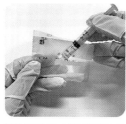

薬包の中に水を少量入れる

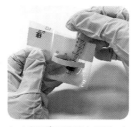

かき混ぜて粉薬を溶かす

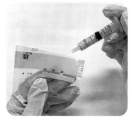

溶けたら吸い上げる

第1章

第2章

第3章

第4章

一覧集

プロのテクニックが満載！ 場面別Q&A

2. オブラートで粉薬を包む方法

❶ お皿の上で作る場合

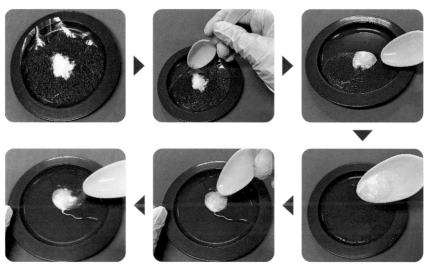

お皿に水を一面に入れ，オブラートを1枚入れる．中央に粉薬を入れて，オブラートの周囲から中央に向かって粉薬を包み込んでいく．

❷ スプーンとコップの水で作る場合

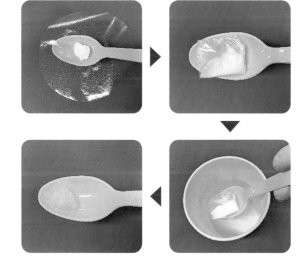

スプーンの上にオブラートを1枚置き，その上に粉薬を入れ，オブラートで粉薬を包む．コップの水の中にスプーンを入れて水をすくい，オブラート全体を少し湿らせる．余分な水を捨ててオブラートが溶けると完成．

Question 31

> 入院中の子どもの生活リズムは
> どうやって整えるとよい?

Answer

① ルーティンを取り入れ，子どもと相談しながら1日の予定を立てる

② 体調に応じて遊びや学習に取り組む時間を設定する

③ 治療スケジュールへの理解を促し，入院生活にコントロール感を持てるようにする

④ 集団生活の中での他児への配慮を促す

⑤ 入院の目的と生活リズムを整えることの重要性について子ども自身にも理解を促す

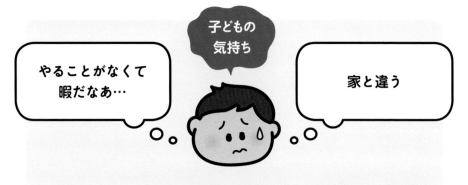

子どもの気持ち

やることがなくて
暇だなあ…

家と違う

　子どもたちは入院当初は環境に慣れることに精一杯でも，その後自覚症状がとくにはないまま治療を受けていたり，検査などの予定がなく，術後の痛みやつらさが落ち着いてきたりすると「やることがなくて暇だな」,「つまらないな」と感じるようになってきます．やりた

いことを自分から探して取り組み始める子もいれば，動画やスマートフォンを見てだらだらと1日を過ごしてしまう子もいるでしょう．また，家とは異なる食事の時間，面会時間と早い消灯時間，日中の入浴，メディアの使用制限や急な検査や処置による作業の中断などに対して不満を感じている子もいるかもしれません．

第1章
第2章
第3章
第4章
一覧集

プロのテクニックが満載！ 場面別Q&A

① ルーティンを取り入れ，子どもと相談しながら 1日の予定を立てる

　入院中，学習や遊び，リハビリ，昼寝の時間などは，日々できるだけ決まった時間にすることで，子どもたちも生活リズムの習慣づけがしやすくなります．この習慣づけを促すには，家族や子ども本人から情報を集めて，その子の普段の生活でのルーティンを知り，スタッフ間で共有して，可能な範囲で入院生活に反映させることも必要です．普段からお昼寝が必要な子に対しては，大部屋環境であってもその時間はカーテンを閉めて入眠を促したり，他児にも少し声を落としてもらったりと環境調整を行いましょう．

　また，時間や1日のスケジュールが理解できる子に対しては，できるだけ本人と相談しながらその日の予定を決めましょう．「ゲームや遊びの時間に清潔ケアを重ねたくない」といった子ども側の希望もあるでしょう．一方的にスタッフから時間を提示するのではなく，一緒に予定を決めることによって，子ども自身にも人と約束した時間を守ることや，自分の決めたことに責任を持つという意識が芽生え，行動の切り替えや協力を得やすくなります．

\ Tips /

声かけのコツ
● 「お片づけしたらご飯だよ」，「ご飯が終わったらお昼寝の準備をしようね」（「○○をしたら△△をしよう」）という声かけをすることで予定の意識づけを行うことができる

❷ 体調に応じて遊びや学習に取り組む時間を設定する

　小学生の子どもたちにとって，入院生活の中でも遊びはもちろん，体調に合わせながら無理のない範囲で学習時間を設定し，普段通りの活動を維持できるようにすることは生活にメリハリをつける意味でも，退院後の日常生活に戻っていくためにも重要です．入院環境にある程度慣れてきた段階で学校の課題を持参してもらったり，入院期間が長期になる場合には，院内学級や訪問学級の利用などを検討しましょう．1日の中でどの時間に勉強や宿題に取り組むのかについても子ども自身と計画を立てていきましょう．

> \ **Tips** /
>
> **切り替えの工夫**
> 学習への切り替えが難しい場合は，「宿題が終わってから遊ぶ」という約束や，朝からリマインドを行って習慣づけを促す．周囲の音や声が気になって集中が困難な場合は，デイルームや学習室を利用する

❸ 治療スケジュールへの理解を促し，入院生活にコントロール感を持てるようにする

　1日ごとの計画だけでなく，治療全体としてのスケジュールについて子ども自身の理解を促すことも重要です．退院や外泊までの見通しが持てるだけでなく，投薬，検査，処置の予定を事前に把握できるようになることで「この日は午後に検査があるから午前中に遊びたいな」「明日は治療だから今日やっておこう」といったように，自分から予定を提案できるようになり，入院生活に子ども自身がコントロール感を持てるようにもなります．子どもと一緒に予定を確認したり，治療のカレンダーを作成して「見える化」をすることも効果的です．

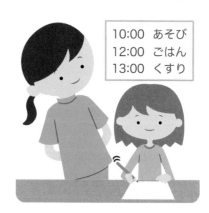

> 10:00　あそび
> 12:00　ごはん
> 13:00　くすり

④ 集団生活の中での他児への配慮を促す

　大部屋環境では，さまざまな年齢，さまざまな理由で入院治療をしている子どもが集団生活をするため，お互いに配慮を持って行動することが求められます．病棟内で決められている遊びの時間（とくにゲームや動画鑑賞）や安静時間を守れない子がいる際には，同室児の中でも「自分は守っているのにあの子だけずるい」と不満が募ります．逆に「あの子も遊んでいるから自分も守らなくていいか」と便乗してしまうこともあります．また，同じ部屋で勉強に取り組んでいるのに，ほかの子が大きな声で会話をしたり，消灯時間を過ぎても活動する子がいて困る場合もあるでしょう．そのような場合にはスタッフが介入し，周りの子の状況や気持ちにも触れながら声かけや注意を行っていくことも必要です．

\Tips/

関わりには一貫性を！
その日担当する看護師によって言うことが変わると，子どもたちも「あの人のときは何も言われないけど，この人のときには言われる」と学習し，「前はいいよって言われたのになんで！」，「あの看護師さんは好きなようにやらせてくれるから優しい」などと思わせてしまうため，一貫した対応が重要になる

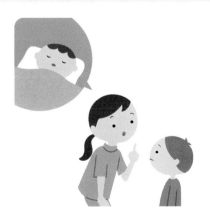

⑤ 入院の目的と生活リズムを整えることの重要性について子ども自身にも理解を促す

夜ふかしは起床時間を遅らせ，日中の集中力の低下といった影響をもたらします．ゲームや動画鑑賞ばかりしていて生活リズムを整えることの重要性についての認識が薄い場合には，入院の目的は「治療をして自分の身体をよくするため」であることや，メディア依存による心身への影響について伝えましょう．順調に治療を行うためにも睡眠やメディア時間も含めて，日々体調を整える必要があることを家族だけでなく本人へも説明しましょう．

入院生活では清潔ケア，内服，処置や検査などやるべきことと，遊びやメディア時間などのやりたいことのバランスを取りながら，生活リズムを構築・計画していくことが必要になります．また，宿題など学習に取り組む時間も必要です．面会時間外や親の目が届かない場合，こうした1日のスケジュールを自己管理することが求められる場面も多くなります．生活リズムを整えることの重要性について，子どもの認識が薄い場合には，入院の目的は「治療をして自分の身体をよくするため」であること，順調に治療を進めていくためにも日々の体調を整える必要があることを家族だけでなく本人にも説明しましょう．

＼Tips／

発達段階別の生活リズムを見直すポイント

- 乳児期：①昼寝を含めた睡眠リズム，ミルクや離乳食のタイミング
  - ②言語や時間の理解は難しいため，大人の管理が中心
  - ③カーテンの開け閉めや電気をつけるタイミングなど大部屋環境内の調整
- 幼児期：①昼寝を含めた睡眠リズム，遊びの時間設定
  - ②まだ時計が読めないため，ルーティンを作りつつ，こまめな声かけや促しが必要
- 学童期以上：①睡眠リズム，メディアの使用時間，学習への取り組み
  - ②時計が読めるようになるので，スケジュールの自己管理ができるように促す

Question 32

消灯・就寝時間が守れない子どもには どのように対応する？

Answer

① 消灯・就寝時間を守れない原因を探る

② 睡眠を整えることの重要性について理解を促す

③ 電子機器の使用を含めて就寝前の活動の終了時刻を決めておく

④ 睡眠時の環境を調整する

子どもの気持ち

> そんな早い時間にいつも寝てない！

> 眠りたくても眠れない…

入院中の消灯時間は21時頃に設定されていることが一般的ですが，一人でもっとゲームや動画を楽しみたいという子もいれば，寝つけずに手持ち無沙汰だからスマートフォンを見ている子もいるでしょう．とくに中高生は家での就寝時間とのギャップに「早すぎる！」と感じていたり，スタッフからの注意を「うるさいな」と思っていることもあるでしょう．あるいは，環境音や身体の痛み，間近に控えてい

る処置や手術を不安に思う気持ちを抱えているために寝つけないとい
う場合もあるかもしれません．

❶ 消灯・就寝時間を守れない原因を探る

　原因によってアプローチの方法は変化するため，まずは本人や親，夜勤の看
護師からも情報収集して原因を探ってみましょう．夜間のメディア時間のルー
ルを守ることができない場合もあれば，モニターや輸液ポンプのアラーム音，
ナースコール，他児の泣き声などの環境要因が睡眠の妨げになっている場合も
あります．また，催眠剤や鎮静を利用する治療や，検査により普段の睡眠リズ
ムが乱れることもあります．とくに乳幼児は昼寝を含めて睡眠リズムを整える
ことが重要なため，処置や検査の時間調整も検討が必要です．

❷ 睡眠を整えることの重要性について理解を促す

　睡眠のリズムが乱れれば，日中の活動に集中できなかったり，朝食が食べら
れなかったり，内服時間に起きられなかったりといった影響が出てきます．さ
らには昼間に眠ってしまうことで，また夜に眠れなくなるという悪循環を起こ
しているケースもあります．治療によっては睡眠が短いと日中の倦怠感や頭重
感が増強することもあります．今は病気を治すために入院しており，普段以上
にしっかりと身体を休めながら生活リズムを整えることが重要であることを改
めて伝えましょう．

第1章

第2章

第3章

第4章

一覧集

プロのテクニックが満載！　場面別Q&A

③ 電子機器の使用を含めて就寝前の活動の終了時刻を決めておく

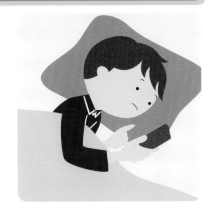

　体調が悪かったり，眠りたいと思っている同室の子どもにとっては夜間の活動による物音や，メディア（スマートフォンやタブレット，ゲーム機器）の光は気になるものであり，集団生活の中では配慮が必要です．また，アメリカ小児科学会の報告[1]によると，就寝前のメディアの使用は睡眠の質を下げるだけでなく，日中の活動にも影響を与えます．消灯時間前には活動を終えて，就寝に移れるように促しましょう．自己管理が難しい場合には，親と相談して消灯後に電子機器を預かることも検討が必要です．

文献

1) Chassiakos YLR et al：Children and adolescents and digital media. Pediatrics 138（5）：2016. https://publications.aap.org/pediatrics/article/138/5/e20162593/60349/Children-and-Adolescents-and-Digital-Media（2023年4月20日検索）

④ 睡眠時の環境を調整する

　夜間の環境音などにより不眠が続くような場合には，ベッドの配置や部屋の移動，耳栓の使用などを考えましょう．部屋が暗い方が眠りやすく，ヘッドライトや足元灯の明かりが気になってしまう場合は，消灯をスタッフや同室児と相談しましょう．姿勢に問題がある場合にはポジショニングの工夫，痛みが原因であれば，睡眠時間に合わせて痛み止めが使用できるようにタイミングを検討することが必要です．翌日の手術や処置などへの不安で眠れない場合には，そばに少し付き添ったり，話を聞いたり，説明の補足を行うことで不安を和らげます．お気に入りのブランケットや人形などの持ち込み，絵本読みなど普段の入眠前のルーティンを取り入れることも重要です．

Question 33

治療を受けながらも学習をしていくことを
どうサポートする?

Answer

① 入院中であっても学習環境を整える

② 高校生の子どもにも学習支援を提供する

③ 復学に向けてのカンファレンスや情報共有の機会を設ける

子どもの
気持ち

突然の入院!
学校はどうなるの?

友人と離ればなれに
なっちゃう….

　「長期間の入院が必要です」と告げられたときに,とくに学童期以降の子どもたちは「授業は? テストは? 部活は?」「もうすぐ卒業式なのに」など,学校のことを気にする子も多く,タイミングによっては,子どもたちが目標としてきたこと,楽しみにしていたことを諦めなければなりません.入院中の学習環境の提供や他児との交流を促すことで,子どもたちはこれらの混乱,喪失,孤立,葛藤といった感情を徐々に受け入れていきますが,原籍校の行事や年度末のクラス替えなどの節目を気にかけながら退院を目指しているのです.

第1章
第2章
第3章
第4章
一覧集
プロのテクニックが満載！場面別Q&A

❶ 入院中であっても学習環境を整える

　医療環境下における子どもたちの学習支援体制は各施設でさまざまですが，それらを整備し提供することは，子どもたちの「教育を受ける権利」の保障（日本国憲法第26条，子どもの権利条約第28条）はもちろん，受け身で単調になりがちな入院生活をメリハリのあるものにする一助となります．入院当初は病気になってしまったというショックや不安，原籍校のクラスメイトや友人たちへの思いから，なかなか勉強に気持ちが向かずにいる子もいます．しかし，その思いを受け止めながらも学ぶ機会を整え促していくことで，他児との交流につながり，新しい仲間とともに過ごす中で新たな目標を持つきっかけが生まれていきます．そして，入院中の切れ目のない継続的な関わりが，よりスムーズな復学へとつながっていくのです．

＼ Tips ／

院内学級参加のタイミングは？
入院直後は，なかなか勉強にまで気持ちを向けることが難しい場合もある．院内学級へ転籍の際は，まずは担当教員との顔合わせや教室の見学といった"きっかけ作り"から始めてみるとよい

❷ 高校生の子どもにも学習支援を提供する

　高等学校は義務教育ではないため，長期入院中の授業単位の取得方法については学校との相談と連携が必要です．病院によっては，大学生による"学習支援ボランティア"が活動していたり，最近ではパソコンやタブレットなどのICT技術を用いた遠隔授業を行うことができるようになってきていますが，それぞれの自治体や学校と病院によって対応は異なります．とくに，専門学科に在籍している場合は実習が必須となることも多く，出席日数や単位数によって，休学・留年・退学をせざるを得ない場合もあります．

　自治体によっては，病院と学校の橋渡しの役割を担うコーディネーターが配置されているところもありますが，退院後も自宅療養が必要であったり，入退院を繰り返していたりする場合に，復学についての情報共有や支援が不十分なケースもあるようです．学習支援の在り方に学校や地域ごとに格差が生じないように，病院内での学習環境の整備や地域の高校への啓発活動など，引き続き体制を整えていくことが必要です．

参考文献
文部科学省 高等学校段階における入院児童生徒に対する教育保障体制整備事業 成果報告書　https://www.mext.go.jp/a_menu/shotou/tokubetu/main/006/h29/1409793_00003.htm（2023年4月20日検索）

> \Tips/
>
> **配慮すべき節目と行事**
> - 幼稚園・保育園年長から小学校への入学とその手続きへの配慮（就学前検診など）
> - 入学式や卒業式，部活動の試合や発表会，文化祭などの行事への参加や見学
> - 年度をまたいだ入院時の情報共有や担任交代時の引き継ぎ
> - 受験時の配慮（受験勉強，受験場所の設定・調整）

❸ 復学に向けてのカンファレンスや情報共有の機会を設ける

　長い入院生活と治療を経て退院の日を迎えるということは，子どもたちにとって喜びであると同時に不安でもあります．入院・治療の影響で，学習の遅れや体力の低下，容姿の変化や身体機能の喪失と向き合っている子どもたちも少なくありません．そんな子どもたちは"前と変わらない自分を知ってほしい"，"また同じようにみんなと学びたい"と願いながら，"前と違う"ということも身をもって知っています．一方で原籍校の教員たちもまた，復学を受け入

れるにあたり学校生活における注意点や配慮の必要性について事前に知りたいと思っています．

　退院・復学にあたり，クラスメートや教職員に病気のことを，どこまで，どのように説明したらよいのかを相談するため，子どもと親を交えて，病院スタッフ（医師，看護師，CLSやリハビリのスタッフなど），院内学級の教員，原籍校の教員といった多職種が参加する復学支援カンファレンスを開催しましょう．情報共有の機会を持ち連携していくことで，安心して復学できる環境を整えることにつながっていくのです．

復学支援カンファレンス開催時のポイント

・医療者は，必要に応じて理学療法士や作業療法士，医療ソーシャルワーカー，学校側は教育委員会にも参加を促す．
・復学にあたり，支援員による介助や見守り，環境調整（エレベーターの有無，手すりやスロープ，トイレの設置など）が必要である場合は，余裕をもってカンファレンスを行い，退院・復学に備える．
・退院後の外来受診や検査入院などの予定，内服・食事・行動の制限について情報共有し，授業や行事への参加方法を考える．
・病気について学校やクラスメートにどのように伝えるか，子どもと家族の意向を伝え話し合うだけでなく，復学にあたり不安なことを共有する．
・同じ学校にきょうだいが在籍している場合は，きょうだいへの配慮を考える．

\ Tips /

復学時の対応
● まずは入院時や入院中，原籍校に病気や入院治療についてどのように伝えていたのかを親に確認する
● 病名まで伝えるのか，病名や治療内容の詳細は伏せて，入院治療についての大まかな話にするのかなど，子どもや家族の意向を聞く
● 「何をどこまで，誰が誰に，どのように伝えるのか？」を子ども，家族，多職種間で考える

Question **34**

> ベッド上安静の子どもに
> どうやって遊びを提供する?

Answer

① 安静がなぜ必要なのかについて理解を促す

② 「今できること」と「やりたいこと」に目を向けて遊びの計画をする

③ 同室の子どもとできる集団遊びを計画したり，一人ぼっちにはならない配慮をする

④ 治療状況や体調に合わせながら遊びをコントロールする

⑤ 動きに制限がある場合は遊びのセッティングの工夫と「Playing "For" Children」を心がける

子どもの気持ち

> どうしてベッドにいなくちゃいけないの?

> やることがなくてつまらない…

　ベッド上安静の指示が出ていても本人に自覚症状がない場合には，プレイルームで遊びたいのに「どうして自分だけベッドから出られないの！」という不満をためていることもあります．治療による倦怠感，術後の臥床安静，四肢の牽引などにより安静が必要な場合には，遊び

たいという思いがあっても一人で遊ぶことは難しく，結果的にスマートフォンによる動画鑑賞など受動的な過ごし方が続いてつまらなさを抱えていることもあります．

① 安静がなぜ必要なのかについて理解を促す

入院理由や身体の状況について知らされていなかったり，体感としてつらさが伴わなかったりする場合には，どうしてベッド上安静が必要なのか本人が理解していないこともあります．親と相談しながら，身体の状況を含めその理由について子どもが理解できる言葉で説明をしましょう．

② 「今できること」と「やりたいこと」に目を向けて遊びの計画をする

その子どもが「今できること」と「やりたいこと」の両面に目を向けながら，ベッド上でできる遊びや楽しいこと（楽しみ）を提案していきましょう．ベッ

\Tips/

ベッド上安静時の遊びの例
- 絵本読み
- シール貼りやのり付けなど 簡単な作業でできる工作
- カードゲーム
- クイズ，なぞなぞ
- ビーズ，粘土，お絵描き， 折り紙，粘土，工作，すごろく，ブロック，おままごと

\Tips/

牽引中や術後でルートやデバイス類が多い 場合の遊びの環境設定の工夫
- ベッド上に置くスペースがあればサイドテーブルやミニテーブルを設置
- 必要に応じてテーブルの脚は畳んで使用し高さを調節し，活動を行うための台として使用する
- オーバーテーブルを手の届く胸部付近まで寄せて，机の上で遊べるようにする
- テレビや絵本は子どもの視線が届く，かつ疲れないように向きや位置に配慮する

第1章
第2章
第3章
第4章
一覧集

プロのテクニックが満載！場面別Q&A

ド上安静の中でも，座位になれるのか，臥床が必要なのか，手足を動かせるのか，などによっても遊び方は変化します．例えば，座位が可能であれば机の上で紙工作や粘土やお絵描きをしたり，プレイルームから借りてきた好きなおもちゃを広げたりと遊びの幅も広がります．

③ 同室の子どもとできる集団遊びを計画したり，一人ぼっちにはならない配慮をする

　1対1での遊びだけではなく，それぞれのベッドにいながらも参加できる工作などの"平行遊び"，大人が仲介役となってのカードゲームの実施など，同室の子どもと交流できる"集団遊び"の計画もしていきましょう．他の子どもがプレイルームに遊びにいくことを安静が必要な子どものために制限する必要はありませんが，その際に部屋で一人ぼっちにならないように，保育士にその子どもとの遊びを依頼したり，親が一緒に遊べるおもちゃを渡すといった配慮をしましょう．

④ 治療状況や体調に合わせながら遊びをコントロールする

　病気や治療の影響により倦怠感や嘔気が出現するような場合には，体調に合わせて遊びの調整が必要です．場合によっては仰臥位のままでもできるような玩具遊び，シール貼りなどの簡単な工作や，カードゲーム，絵本読みなどを選択してもよいでしょう．疲労感が見られたら休憩を挟んだり，続きを次の日に実施することも提案しましょう．

＼**Tips**／

ベッド上安静中の同室児との交流

● ベッド上安静な子どものベッドサイドに他児を呼んで一緒に遊ぶ
● 複数の子どもにベッド上安静が必要となる場合には，工作などの"平行遊び"のほか，UNO®やトランプなどのカードゲーム，ビンゴなど大人が仲介することでベッド上で参加できるゲームを選択する

❺ 動きに制限がある場合は遊びのセッティングの工夫と「Playing "For" Children」を心がける

　四肢の牽引や術後などで抑制を実施している場合には，少しのずれでも治療に影響が出たり痛みが出現する場合もあり，行動に制限が伴います．こうしたケースに対しては，遊びのセッティングを工夫しましょう．足に行動制限があり机に向かうことが難しい場合でも，バインダーを使ったり，ベッド上に折り畳み机を配置することで，お絵描きやボードゲームをすることができます．また，制限により遊びたくても直接遊びに参加することが難しい状況にある場合は，大人がその子のために遊びを代わりに実施するような関わり「Playing "For" Children」[1] が必要です．例えば手に行動制限がある場合であっても，「どこにシールを貼ろうか？」，「ここの部分は何色にしようか？」など子どもの意見を取り入れながら大人の手を介して制作遊びを行ったり，大人がゲームのコマを代わりに動かしたり，引きたいカードを口頭で子どもに選んでもらうことでゲームを進めることもできるでしょう．

文献
1) Gaynard L et al：Psychosocial Care of Children in Hospitals—A Clinical Practice Manual from the ACCH Child Life Research Project, p.77-78, Child Life Council,INC, MD Rockville.1998.

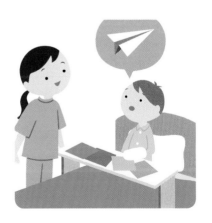

\ Tips /

遊びの中で主体性を引き出す

とくに治療上で必要な身体抑制を受けている子どもたちは，入院生活の中でも受け身になることが多い．遊びの中では「折り紙は何色を使いたい？」，「工作とゲームどっちがやりたい？」など選択肢を提示しながら子どもが主体的に意思やアイデアを反映できるように関わる

> # 同室児や周りの子どもに溶け込めず, 一人で遊んでいる子どもにどう関わる?

Answer

① その子が興味を持てることや遊びを知り, 同室児との共通の話題を見つける

② ベッドサイドでできる"平行遊び"や"集団遊び"を提案してみる

③ 一人の時間も尊重しつつ, 毎回誘いの声かけはしてみる

子どもの気持ち

本当は仲よくなりたいな…

ぼくは今これをやりたいんだもん

　一人で遊んでいる子どもの中には, まだ入院したばかりで慣れない医療環境を受容することで精一杯という子もいれば, 同室の子と仲よくなりたいと思っていても話しかけるきっかけがなかったり, もともとできている同室児同士の輪の中への入りづらさを感じている子もいます. 年齢が離れている場合には, 興味の持てる話題やしたい遊びが異なり疎外感を感じている場合もあります. その一方で, ほかの子がしている遊びや話題にあまり興味が持てず, 自分のやりたいことに没頭している場合もあります.

① その子が興味を持てることや遊びを知り，同室児との共通の話題を見つける

　まずはその子のやりたいこと，興味の持てる話題や遊びを知りましょう．好きなキャラクターやゲームのことなどその子の好きなことについて尋ねると会話のきっかけとなり，その中で同室の子どもと共通の話題が見つかり，同室の子ども同士の交流へと広がることもあります．

② ベッドサイドでできる"平行遊び"や"集団遊び"を提案してみる

　同室の子と仲よくなりたいけれどきっかけがなくて困っている場合にはその子のベッドサイドで遊びを提供し，同室の子も誘いながら遊びの中で輪を広げてみるのも効果的です．人見知りが強い場合にも，それぞれのベッドサイドに同じ工作を配布して，まずは"平行遊び"を行ってみるのもよいでしょう．その際にはそれぞれの1日のスケジュールを事前に把握し，処置やケアなどで遊びが中断されないタイミングを狙うことが重要です．

▶図1　"平行遊び"のおもちゃの例

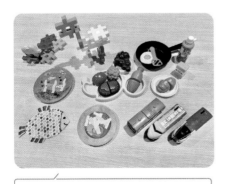

ブロックや工作，おままごとなど同じことをそれぞれが取り組む中で，「何作ってるの？」「どんな風にできた？」など，会話のきっかけになることもあります．

▶図2　"集団遊び"ができるおもちゃの例

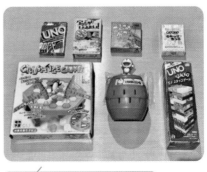

ルールが単純なゲームであれば，幅広い年齢の子どもが気軽に参加しやすくなります．

❸ 一人の時間も尊重しつつ，毎回誘いの声かけは してみる

　自分のやりたいことや，一人の時間を大切にしている子どもも中にはいます．その子の気持ちを尊重しながらも毎回声かけや確認は行い，参加を断られた場合でも，その子のタイミングで輪に入れるように「いつでも参加できるからやりたくなったら教えてね」と声かけをして，余白を作っておきましょう．その子が興味を持ったタイミングで参加しやすくなるでしょう．

\Tips/

- 同室児の年齢が離れている場合，大人を巻き込みながら幅広い年齢の子どもが気を遣わずに参加できて楽しめる遊びを選ぶ
- ルールが複雑な場合は，年少児は大人とチームになって参加するなどの工夫をする

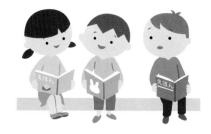

Question 36

入院中の子どものゲームやメディア視聴時間はどうする?

Answer

① 入院中の生活リズムを整えながらゲームやメディアと付き合えるように導く

② 1日あたりのゲームやメディアの利用時間を子どもと一緒に決めておく

③ 切り替えがしやすくなる工夫をする

④ 「次に約束が守れなかったときにはどうするか」についても相談しておく

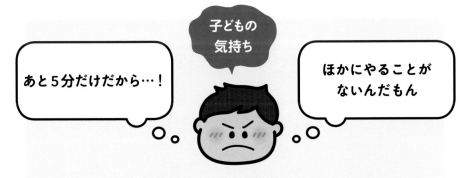

入院中はゲームや動画・アニメ鑑賞などのメディア時間が子どもたちの楽しみとなり,同室児との共通の話題となっていることもあります.しかし一度ゲームを始めると,つい時間を忘れて夢中になってしまい,宿題や飲水管理など自分のやるべきことを忘れてしまった

り，ゲーム時間を引き伸ばそうとしたりすることもあります．普段は病院での制限時間以上にメディアに触れている子どももいれば，逆に家では厳しく制限されているために親の目が離れる入院中に，その反動で長時間メディアに触れたがる子どももいます．また，「ほかにやることがないから」と退屈しのぎが目的という場合もあるでしょう．

❶ 入院中の生活リズムを整えながらゲームやメディアと付き合えるように導く

スマートフォンやゲームへの依存は，体力の低下，頭痛，視力低下，睡眠障害，昼夜逆転，興味・意欲の低下，集中力の低下など身体的にも精神的にもさまざまな影響を及ぼします[1]．生活の中で昼寝や勉強などとうまくバランスを取りながらメディアと付き合えるように大人が導くことが大切です．

❷ 1日あたりのゲームやメディアの利用時間を子どもと一緒に決めておく

メディア利用時間の制限や管理については，付き添いが可能な病院であれば各家庭に管理を任され，完全看護制の病院では病院側でメディア利用時間の設定をしているところが多いのではないでしょうか．1日の利用時間を子どもや家族と一緒に決めておくと，子ども自身も1日の計画が立てやすくなります．また，メディア依存傾向にある場合には，親にも子どもに対するメディアの影響を説明して，対応を相談したり，利用時間の見直しについても提案が必要です．

③ 切り替えがしやすくなる工夫をする

　子ども一人でメディア視聴をやめて別の行動に移る切り替えが難しい場合には，終了時間に自然に別の行動に移れるようにあえて食事時間前にメディア利用の時間を設定したり，メディア以外の別の遊びを提案したり，ゲーム機やメディアの1日あたりの使用時間を制限する機能を活用したりといった工夫もできるでしょう．

④ 「次に約束が守れなかったときにはどうするか」についても相談しておく

　家族と決めたルールや病棟内でのメディア利用時間が守れなかったり，ゲームのやりすぎで夜ふかしや宿題を忘れてしまうことが続くような場合には，「次回約束が守れなかったときにどうするか」についても子どもと親とスタッフ間で話し合っておきましょう．就寝時間を超えてのゲーム遊びなどは生活リズムや治療にも影響してくるため，医療者からも統一した関わりと声かけが必要です．

文献
1) 北湯口 孝，樋口 進：子どものスマホ・ゲーム依存. 小児保健研究 79（1）：20-25, 2020. https://www.jschild.med-all.net/Contents/private/cx3child/2020/007901/004/0020-0025.pdf（2023年4月20日検索）

\ Tips /

周囲への配慮
- 同室に子どもがいる場合，他児の勉強中や睡眠中にはイヤホンを使用するなど，ゲームや動画の音についても周囲に配慮するよう導く
- 意識していなくても声が大きくなりやすい子についても注意が必要

Question 37

病院の食事を嫌がる子どもへの
対応や関わりはどうする?

Answer

① 食思不振の理由を知る

② 自施設のルールを確認し，必要に応じて多職種と連携する

③ 食事の見た目や環境を整える

④ 日頃の遊びや会話を食事行動につなげる

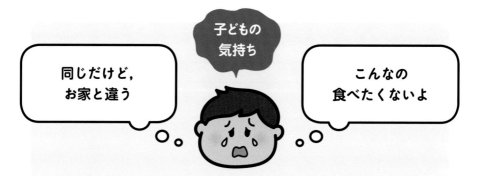

子どもの
気持ち

同じだけど，
お家と違う

こんなの
食べたくないよ

　「朝はいつもパンなのに…」「おかずの味付けが家とは違う」…子ど
もたちの"食"への思いはさまざまで，ほんの少しの違いが，子ども
にとっては大きな違いとなります．治療によっては，塩分・水分の制
限があったり，食事の時間も決まっている中で，"食べたいものが，
食べたいときに食べられない"というストレスを抱えています．だか
らこそ，少しの工夫で気分が変わったり，「退院したら〇〇を食べ
る！」という目標が，治療に臨む大きな力にもなるのです．

❶　食思不振の理由を知る

　日々の食事は，入院中の体力の維持や治療の効果を高め，子どもの成長発達を促し，生活の質（QOL）の向上にも関わる大切なものです．しかし，子どもたちの中にはもともと偏食・少食気味であったり，家の食事との違いに戸惑っていたり，長期間の入院で病院食に飽きてしまう子どももいます．さらに，治療の影響による食思の低下や，痛みなどの身体症状によって"食べたいのに食べられない"といった葛藤を抱いている子どももいます．このような子どもたちの思いや視点を把握し，入院中の食事や環境設定に可能な限り反映させることが重要です．

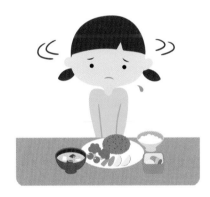

❷　自施設のルールを確認し，必要に応じて多職種と連携する

　持ち込み食の可否や小児食への対応の程度は病院によって異なるため，食事摂取を促すためには自施設のルールの確認と管理栄養士との連携が不可欠です．持ち込み食が可能な施設では，感染症や食中毒予防に注意を払いながら，インスタント食品，冷凍食品，お菓子などの摂取も許可されていることがあります．子どものその時の好みに対応できる利点はありますが，味付けが濃いものや脂質が多いものもあるため，栄養バランスを考えながら持ち込み食の指導をすることが必要です．一方，食べ物の持ち込みが許可されていない施設で

は，管理栄養士が栄養のバランスや形態を工夫しながら，"選択食の日"や"季節・行事・誕生日の特別食"などの楽しみを計画していることもあります．

このような施設ごとの対応の違いだけでなく，子どもの病状や治療内容によっても食べてよい物の範囲は異なります．その中で親は，「好きなものを食べさせてあげたい」，「症状に合わせた食事を選びたい」という思いを持ち，可能な限り子どもたちの要望に応えようとします．子どもと親の要望や思いを把握しながら，必要に応じて栄養サポートチーム（NST）に介入を依頼し，多職種と親で子どもたちの食を支えるような関わりが大切です．

\Tips/

食思に影響を与える主な要因
- 病気の症状や治療の副作用による身体症状
- 医療環境下における不安や恐怖，緊張といった精神的要因
- 入院による生活リズムの変化
- 検査や手術前後の禁飲食

③ 食事の見た目や環境を整える

食事摂取を促すための方法は，献立や調理形態の工夫だけではありません．例えば，見た目の違いや食事の際の環境の違いも子どもの食事への意欲に大きく影響します．入院中も自宅で使っていた食器を使うことができるというだけでも，子どもにとっては大きなモチベーションとなるでしょう．時には，ランチョンマットや紙皿などを使って"ピクニック気分"を味わえるような"特別感"の演出も有効です．そして，親が付き添いをしている場合には，親子で一緒に食事をすることで入院中の食事時間をより楽しく大切に過ごすことになります．デイルームがある場合は，同室児らと一緒に食べることで，学校の給食時間のような楽しく，にぎやかな食事の時間，環境となるでしょう．

④ 日頃の遊びや会話を食事行動につなげる

"食事をする" ということは，さまざまな形で子どもたちの遊びの中に取り入れられています．入院生活においても，子どもたちがベッドサイドやプレイルームで，おままごとやお買い物ごっこに興じている様子を目にするかと思います．そのような遊びの中で表現される食事や食べ物への姿勢の中に，その子の食事行動をサポートするためのヒントが隠れていることもあります．

子どもたちは食思が低下した際，ある子どもは，食に関連する遊びを避けるようになりますが，一方で，食事は進まなくても，黙々とおままごとをしていたり，料理や食事の動画に没頭して過ごしている子どもや，味付けやメニューの考案といった食事に対する興味や考えを共有してくれる子どももいます．このような子どもたちにとっての食への対処方法を尊重しながら，それを支え，例えば，絵本や遊びの中で出てきた食べ物と同じものを実際の食事で食べてみることを提案したり，会話の中で食思の低下の要因や解決策を一緒に探るというような，実際の食事行動につなげていく関わりが必要です．

\Tips/

遊びや学びによる食事への動機づけ

● 0歳～2歳：絵本の活用（第3章 p.188参照），「いただきます」「ごちそうさま」の習慣づけ
● 3歳～5歳：おままごとなどのごっこ遊び
● 6歳～12歳：食事やそのカロリーについての学びや遊びの機会
● 12歳以降：自己管理への移行支援

Question 38

カーテンを閉め切って過ごしている親子にどう対応する?

Answer

① 閉め切った空間での過ごし方を把握する

② プレイルームの利用や他児との交流を促す

③ 発達年齢に応じた"一人の時間"も確保する

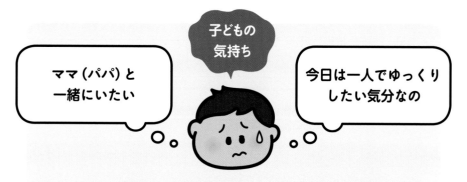

子どもの気持ち

ママ(パパ)と一緒にいたい

今日は一人でゆっくりしたい気分なの

　カーテンを閉め切り，空間を区切るということは，医療環境下において，感染・曝露防止対策やプライバシーの確保の手段として有用です．一方で，他児の家族との交流を避けるためにカーテンを閉め切って過ごしているような家族も時に見受けられます．子どもと家族にとって，入院直後はとくに親子関係が唯一の"日常"と思える事柄かもしれません．不安であるからこそ，個室やカーテンで仕切られた空間に安心を求め，他者がその場に必要以上に入り込むことを避けようとすることもあるでしょう．

❶ 閉め切った空間での過ごし方を把握する

　閉め切ったカーテンの中での子どもと家族の過ごし方を把握すると，その時の彼らのニーズや家族の形が見えてくる場合があります．例えば親子で家から持ってきた絵本や工作，カードゲームを楽しんでいるのであれば，まずその親子の時間を尊重し，必要に応じて足りない工作材料を渡したり，様子を見ながら他の患児もカードゲームに誘うなど，充実を図るための支援を提案するとよいでしょう．ただ時間を持て余しているようであれば，プレイルームに行ってみることを提案したり，ベッド上でできる遊びを促してみるとよいでしょう．子どもが一人で過ごしている場合，遊びや他児との交流を促すことも大切ですが，その時間がメールや SNS を通じた病院外の友人との大切な交流の時間になっている場合もあるため，見守りも必要です．

　もし，感染・曝露防止のためではなく，ただ，カーテンを開けるタイミングを見失っている子どもの場合は，遊びや病棟内の行事などをきっかけにカーテンを開けて交流を図ることで，新たな交友関係を築くことができ，カーテンを開けて過ごすことも増えるでしょう．

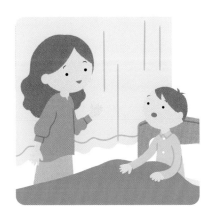

② プレイルームの利用や他児との交流を促す

　子どもや家族の中には，入院直後で気持ちが落ち着かない，手術前で不安や緊張が強く，家族という"守られている"と思える枠の中で気持ちを保とうとしている場合もあります．そのようなときには，プレイルームでの遊びがその親子に"日常"をもたらし，子どもの成長発達を促し，気分転換になる場合もあることを伝えましょう．彼らと同じような状況でプレイルームに来ている親子に出会い，気持ちを共有することができるかもしれませんし，気分転換の中で同じ興味関心を持つ子同士がつながり，彼らの世界を広げるきっかけとなるかもしれません．子どもだけでプレイルームで遊んでいる間，子どもと少し距離をとることができることで，家族の休息の時間にもなるのです．

③ 発達年齢に応じた"一人の時間"も確保する

　学童期後期やとくに思春期以降の子どもたちには，他児との交流が必要な一方で，プライバシーが保たれた一人の時間や空間を持つということも大切です．彼らが好きなことに没頭し"自分の世界"を楽しんでいるのであれば，周囲の大人はそれを尊重し見守ることも必要です．このような大人には見えない"子どもたちの世界"があることを念頭に置きながら，行動の背景に理解を示し，あえて距離をとり見守ることで"カーテンを閉めて過ごしている子"への印象が変わってくるかもしれません．

\ **Tips** /

年齢やニーズに合った居場所
- 病棟のプレイルーム同様，思春期・AYA世代の患者向けのプライバシーに配慮された時間と空間を整備することは，患者同士のピアサポートにつながる（第2章　Q6　p.39 参照）

Question 39

親に反抗的な態度をとる 思春期の子どもへの対応は？

Answer

① 「反抗期」との見極めをしながら対応する

② 学校などの生活リズムを整え，親子が離れられる時間を作る

③ 親と子が別々に話をする時間を定期的に設ける

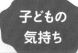
子どもの気持ち

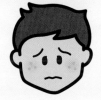

なんだか自分の身体じゃないみたい…

子どもみたいに扱われるのがイヤ！

　思春期の子どもたちは，第二次性徴という身体的にも精神的にも大きな変化を迎えます．男女それぞれの体つきに変化がみられ，それらを自身でコントロールできないことに戸惑い，不安になる子もいます．思春期の子どもはさらに，脱毛やムーンフェイスなどの外見の変化や身体機能の低下・喪失といった，病気とその治療による変化を身をもって経験しています．加えて，病気になったことで，自立の機会が妨げられ，自分が再び親や大人に依存せざるを得ない状況に陥ってしまったことへのショックや葛藤の中にいる場合もあるのです．

❶ 「反抗期」との見極めをしながら対応する

　思春期の子どもたちは自己を確立し，親からの自立を目指す発達段階の途上にいます．このため，入院中も親や医療者に反抗的な態度をとることがあり，親から子どもへの対応について相談を受けたり，自身が子どもへの対応に困るといった経験をしたことがあるかもしれません．しかしそれを，"思春期だから""反抗期だから"というくくりで片づけようとしてしまうと，その態度の裏にある子どもの思いや SOS のサインを見落としてしまうこともあるため注意が必要です．医療者として，子どものイライラのきっかけは何だったのかをアセスメントし，親と子が適度な距離で適切な関係を築き，その関係性を保てるように根気強く支援していくことが大切です．

❷ 学校などの生活リズムを整え，親子が離れられる時間を作る

　子どもへの支援方法の一つとして，1日のスケジュールを決めて生活リズムを整えることがあげられます．具体的には，学習支援体制を整え提供することや，リハビリの時間の設定，同年代の他児との交流の機会の提供などです．1日の流れの中で医療環境下であっても自然と親と子が心身ともに距離をとることができるような関わりは，子どもの自己肯定感や治療への姿勢，家族への接し方にもよい影響をもたらすことが期待されます．同じく，親に対してもほかの子どもの親と話すことができるような時間や機会の提供，気分転換の時間をとることを促すような働きかけが大切です．

③ 親と子が別々に話をする時間を定期的に設ける

　親子それぞれで，親がいる前では話しづらい思い，子どもがいる前では話すことができない気持ちがあるでしょう．必要に応じて親子双方から話を聞き，各々の考えや想いを整理できる時間を持つことで，親と子が心地のよい距離を見つけられるように支えましょう．お互いの思いを伝える際の架け橋となれるような関わりも重要です．

\ **Tips** /

子どものイライラの要因
- 体調不良
- 倦怠感や眠気
- 手術や処置・検査前の不安や緊張
- "自分だけ何も知らされていない"と感じる状況
- "知りたいけど不安"という気持ち
- 医療者や親との会話の内容や関わり方，声かけのタイミング
- 友人と離れざるを得ない状況と，それによる疎外感や劣等感
- 他者との比較による葛藤

Question **40**

> 親に依存している思春期の子どもへの
> 対応は？

Answer

① 親に対して関わり方を伝える

② 子どもが自分のことを自分の言葉で伝えられるように促す

③ 移行期支援につなげることを念頭に置いて関わる

子どもの
気持ち

自分で決めたいけど
怖い

親に決めてほしい

　「自分のことは，自分で決めたい」というのは多くの思春期の子ど
もたちが抱くであろう大切な気持ちです．しかしながら医療環境下に
おいて，いくら自己決定を促しても親に決めてもらうことを強く望ん
だり，医療者とは親を介してのコミュニケーションが多いがゆえに
"自分自身に関心がないのでは？"と感じてしまう子どももいます．
それらの言動や行動の背景には，突然病気になったことによるショッ
ク，ずっと病気と向き合っているからこその葛藤，"知りたいけど，
決めたいけれど怖い"といった気持ちがあることが考えられます．

① 親に対して関わり方を伝える

　思春期の子どもが親に依存するという行動の裏には，そこに至るまでの背景，彼らなりの思いがあります．子ども・家族の性格特性によっては，もともとの親子関係が依存的である場合もあれば，病気と向き合っている子どもを一番近くで支える親が，わが子が病気になったことに対して自責の念を抱き，「この子を自分が一番わかっている」という親の気持ちから「私が何とかしなければ」といった感情を抱いている場合もあります．

　親子がお互いに依存している場合には，それぞれの自立のためにも，子ども自身へのサポートと同時にその親へのアプローチがとても重要です．親に対しては，彼らの気持ちを伺ったうえで，子ども自身に自己管理を促すことが必要であると伝えます．そのうえで，突き放すのではなく，関わり方を一緒に考えていくことが大切です．

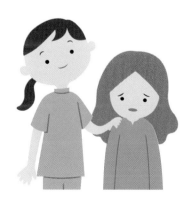

② 子どもが自分のことを自分の言葉で伝えられる ように促す

　子どもとは，親を介して意思疎通を図るのではなく，彼ら自身のことを自らの言葉や方法で答えてもらうように促し，すぐに返答することが難しい場合は，「あとでまた来るから，○○について考えておいてね」とワンクッション置くことも有効でしょう.

　また，食事の下膳や体重・尿量の記載，日々のケアの時間の交渉など，実はその子自身ですでに実施できていることに気づいていないという場合もあるため，できていることを認め，肯定してあげることが，その子の気づきや自信につながっていきます.

③ 移行支援につなげることを念頭に置いて関わる

　いずれ子どもは親の手から離れ，親を介さずに医療者とコミュニケーションをとり，自分自身で内服や受診の管理をしていく必要があります．この「移行期」を意識した関わりとその経験の積み重ねが，思春期の成長過程に重要な自立を促し，小児から成人への移行に続く大切なステップを彼ら自身で歩む力に変わっていくのです.

\ Tips /

情報共有とプライバシー

● 親に依存している子どもの中には「どうせ親に話すんでしょ？」と警戒をしているため，本音を隠そうとする子どももいる

● 子どもが話した内容を親に共有してよいか確認したり，共有の方法を相談しながら関わることは，信頼関係の構築にもつながる

第 3 章

子どもが喜ぶ！
動機づけ支援の
アイデア集

1. おすすめ絵本

▶ 検査や処置中に利用する絵本

採血や点滴挿入時などで片手しか使えない場合や，消毒や処置をする部位に触れて
ほしくないとき，動かずに臥床して検査を受ける必要がある場合などに利用をお勧
めする絵本です．

❶ 指遊び絵本

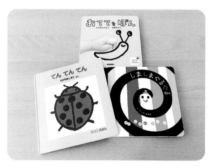

読みながら一緒に考えたり，片方の手の
指でなぞったり数えたりと遊びながら読
める絵本です．絵本のページ上で手や指
を使うことで，処置をする部位に手を出
してしまうことを防ぎます．

❷ しかけ絵本

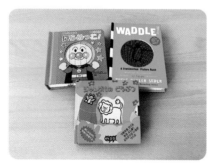

ページをめくったり，動かすと変化する
絵本．顔が変わったり，動物が動いたり，
動物に色がついたりと，その変化にびっ
くりしつつ楽しめます．子どもの視線や
興味を，処置する部位よりも絵本の方に
引き寄せることができます．

❸ とびだす絵本

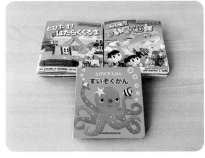

次のページはどうなるのかと，ページを
めくる楽しみや驚きがあります．
子どもが破ってしまわないように，利用
する対象年齢を考え，見せるときの注意
は必要です．

❹ めくり絵本

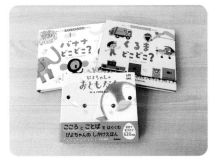 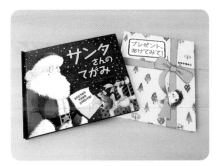

片手でめくりながら探したり，何が入っているんだろうと開きながら読み進めます．

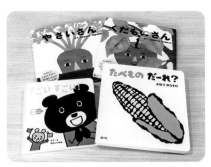 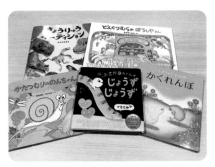

答えは何だろうと考えたり，次は何かなと想像したり，開いてびっくりする絵本で
す（左）．
動物や恐竜が人間のように会話をしたり，読みながらも場面が進んでいく楽しさが
あります（右）．

❺ しかけ絵本・かがみ絵本

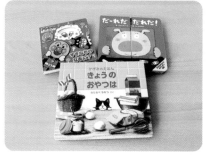

読みながら回して動かしたり，開いて楽しむ絵本です．

「きょうのおやつは」（福音館）では，かがみ絵本のその効果に，子どもたちもすごい！と興味深々です．

❻ 考え想像する絵本

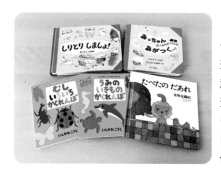

一緒に見て考えながら読んだり，何かを想像したり，探したりする絵本です．超音波検査や排尿時膀胱尿道造影，RI検査など，絵本を見て話すことはできても，臥床して動いてはいけない検査などに便利です．下段の3冊は，何かなと想像して，一緒に考えられる絵本です．

❼ 探し絵本

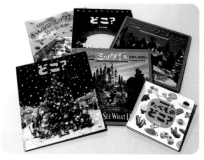

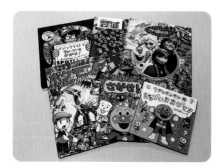

どこにあるのかと絵本の中を探すことに集中させることで，処置や針穿刺の不安を軽減することができます．

いろいろなキャラクターの探し絵本．子どもが好きなキャラクターで使う本を選びます．

❽ おもしろ絵本

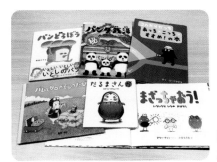

読みながらクスッと笑ったり，おもしろおかしく読み進められる絵本．

▶ 人の身体（臓器や血液と骨）と病院受診に関する絵本

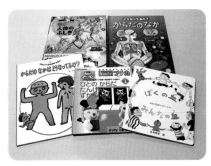 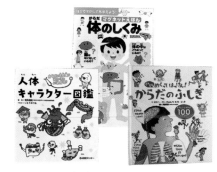

人の身体の臓器や仕組み，血液について説明するときに役立ちます．
自分の病気や身体と比較して，臓器の部位と疾患の理解を深めることができます．

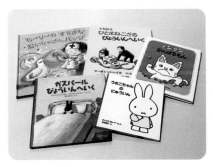

病気やけがをしたら病院を受診し，入院して治療する必要性を学びます．病院で過ごすことへの思いやがんばる気持ちも共有でき，子どもの置かれている状況や気持ちを知る機会にもなります．「けがをしたら痛いよね，がんばっているね，元気になってよかったね」と声をかけ，子どもが自分の体験に置き換えて，早く元気になると考えられるような話をするとよいでしょう．

▶ 人のさまざまな感情について学ぶ絵本

いろいろな感情があること，あってもよいことを伝えます．

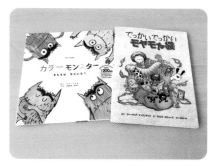

感情を学ぶ絵本．絵本を通していろいろな感情があることを学べます．

治療や長期入院によって，寂しくなったり，悲しくなったり，イライラして怒ったりと，いろいろな気持ちになってもよいことを伝えられます．ステロイドなど薬の影響で気分変動がある場合，本人がそのような感情の起伏や変化に気づいていない場合にも利用します．

▶ うんちやおしっこ，排泄について学ぶ絵本

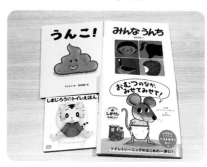

尿，便，排泄（排便・排尿）について，読んで楽しみながら興味関心を育む絵本．トイレトレーニングでも使いますが，病気によって自分で排尿や排便などの排泄行動がまだできない場合や，排泄を練習する場合に使います．「みんなトイレでおしっこをするんだ，みんなウンチはお尻からするんだ」と理解，認識することにつながります．

▶ 食べ物や食事に関連する絵本

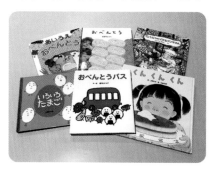

食育や食べ物・食事への興味関心を育むために利用します．治療により食思や食欲が低下しているとき，咀嚼嚥下の練習をしなければならないとき，このような絵本が役立ちます．口から食べ物を摂取することを学びながら，食べたいという思いを促進したり，食べることへの興味を引き出すことができます．

紹介した絵本はほんの一例です．もっとたくさんの絵本や本を紹介したいところですが，本屋さんでぜひ手にとって，いろいろな目的別にそろえてみてください．

2. ディストラクショングッズを活用しよう

▶ 採血や点滴挿入などの針穿刺や，処置や検査を受けるときに，
用途別にさまざまな玩具や絵本を用いてディストラクションを行います．
子どもの意識や注意関心を，針や処置から反らしたり，うまく深呼吸を促しなが
ら，子どもの苦痛や疼痛緩和につなげるためのディストラクショングッズを紹介
します．

第1章

第2章

第3章

第4章

一覧集

子どもが喜ぶ！動機づけ支援のアイデア集

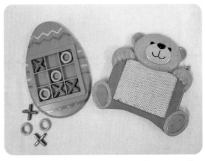

○×をどこに置くか考えながら遊んだり
（左），お絵描きボードに絵を描いたり
（右），何を描いたか当てたりしながら遊
びます．

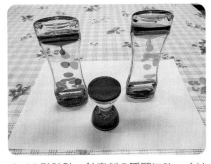

オイル砂時計．針穿刺の瞬間にひっくり
返し，カラフルな水滴が落ちていくのを
見たり，どちらの色が早く落ちるかを当
てて競いながら遊びます．

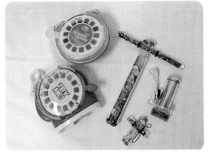

覗くと万華鏡（右）や写真が見える玩具
（左）．
処置する手や腕と反対側で持ち，何が見
えているのかなど話をしながら使います．

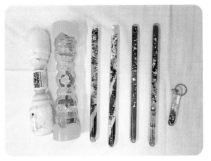

処置する手や腕と反対側で持ち，棒を
ひっくり返して，落ちていくスパンコー
ルを見たり，指示された色や形のものを
探しながら遊びます．

189

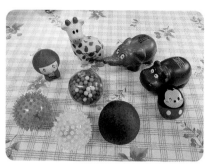

ストレスボールやスクイーズ．針穿刺を
する手と反対側に持ち，針穿刺の瞬間に
ボールをぎゅっと握らせます．

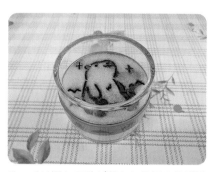

ひっくり返して砂が落ちたら何の絵が浮
かび上がるのか見て驚いたり，砂が落ち
る様子を見て楽しみます．

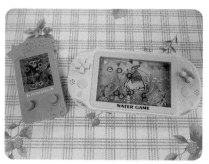

水の力で輪を的に入れながら全て入るま
で遊んだり，どちらが早く入れられるか
を競ったりしながら遊びます．

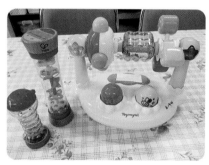

逆さに向けて落ちるビーズを眺めたり落
ちるビーズの音を楽しみながら遊びま
す．

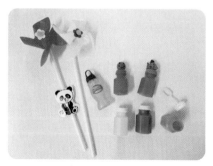

風車・シャボン玉．針穿刺時やバルーン
カテーテル挿入時に，息を吐いて力を抜
いたり，深呼吸を促すために利用します．

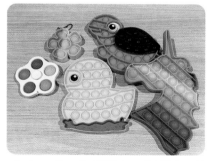

プッシュポップ．処置する手や腕と反対
側の手の指を使いながら，バブルを1つ
ずつ順番に押し下げていきます．

3. がんばりシートで動機づけ支援

採血や点滴挿入，内服，飲水，髄注，放射線治療など，処置や治療を受けるうえで，子どもの動機づけになったり，少しでもがんばってみようと思えるように，その子の必要性に応じたがんばりシートを作成します．好きなキャラクターや乗り物，動物などのシールを貼ったり，スタンプを押したり，ゴールをしたらちょっとしたご褒美（スペシャルシールなど）をもらえるようにします．ここでは，さまざまながんばりシートの例を紹介します．参考にしてみてください．

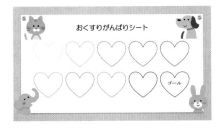

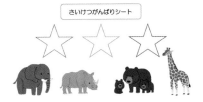

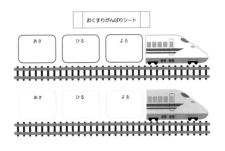

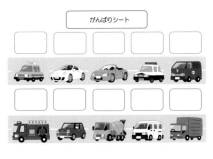

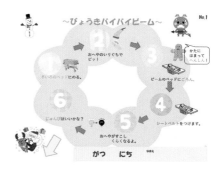

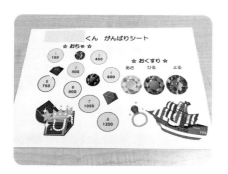

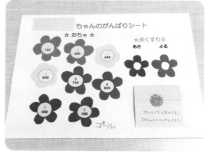

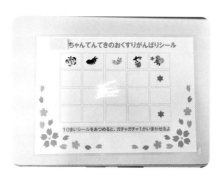

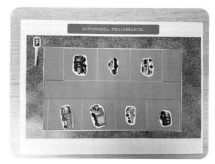

4. 医療遊び

医療資材を使った遊びを通じて，検査・処置に対する理解を深めることができます．

▶ キラキラ棒作り

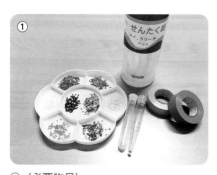

① （必要物品）
プラスチックスピッツ（採尿スピッツなど），
洗濯のり，水，スパンコール（丸，星，
ハート，花型など），ビニールテープ

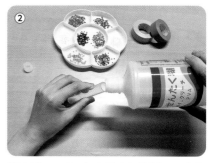

②スピッツの2/3を目安に洗濯のりを入
れます．水を少しずつ足していき，とろ
み感を調整します．

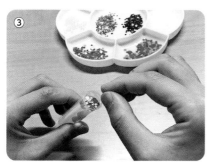

③好きな色や形のスパンコールを適量中
に入れていきます．
小さなビーズや石を入れてもよいです．

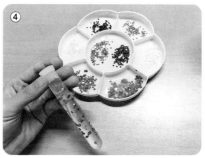

④キャップを閉めて，上下に振ってみな
がらスパンコールの量を確認して，足り
なければさらに追加して入れましょう．
 ＊スパンコールがなかなか落ちていかない
  場合には，洗濯のりの量が多いので，水
  を少しずつ入れてとろみ感（硬さ）を減
  らしましょう．

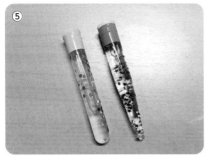

キャップが開いてこぼれたりしないように，ビニールテープでキャップ周囲をしっかり巻いて止めておきましょう．上下にひっくり返して，スパンコールやビーズがきれいに落ちていく様子を確認できれば完成です．採血や処置の際に，子どもが自分で作ったキラキラ棒を持参して，ディストラクションに使えるようにしましょう！

▶ お医者さんカバン

子どもが遊びの中で医療資材に触れてみることで，医療資材に慣れたり，医師や看護師がその医療資材を使う目的や使い方などを学ぶ機会になります．また，子どもの捉えている医療処置に対する思いや，そのときの医療体験について話をする機会にもなります．

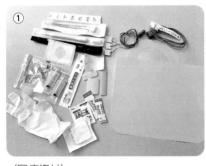

①好きな色の画用紙を準備し，お医者さんカバンの形に切ります．見開きにするため同じ形を2つ作ります．
お医者さんカバンの中に入れる医療資材を準備して，子どもの入れたい物を選択します．

（医療資材）
絆創膏，固定用テープ各種，ガーゼ，包帯，舌圧子，シリンジ，翼状針（針は出ないようにしておく），駆血帯，アルコール綿，綿棒，消毒用綿棒，心電図プローベ，SpO_2プローベ，手袋など

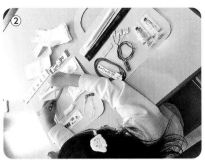 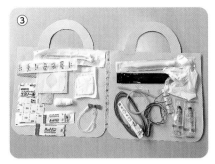

②③カバンの中の好きな場所に, 医療資材を1つずつセロテープで貼り付けていきます.
その際に, 医療資材の使用目的や使用方法などを1つ1つ確認します.
作成しながら医療体験を振り返ったりすることもあり, その時の思いや体験などを
確認したり, 感情を表出する機会にもなります.

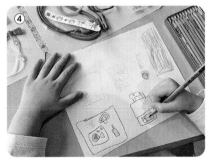 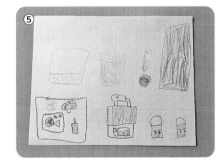

④お医者さんカバンの表紙を描きます.
自分の医療経験や, 医療に関連して思い
つくものなどを自由に描いてもらいましょ
う.

粉薬とシロップ剤, 服用補助剤, 病院食,
病院のプレイルームで遊んだときに使っ
たおままごと遊びのお家の玩具を描いて
います.

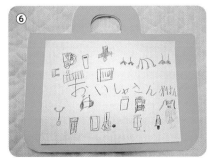

⑥病院と言えば思いつくもの, 見聞きし
たり, 体験したものを描いています.
病院のマーク, 血圧計, 体温計, 聴診器,
注射器, 輸液ポンプ, ストレッチャー,
心電図の波形などが見られます.

▶ シリンジアート遊び

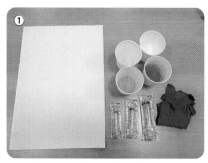

① （必要物品）

シリンジ，画用紙，紙コップ，絵の具，ハンドソープ，水，新聞紙

紙コップに絵の具，水，ハンドソープを混ぜて色水を作ります．

※ハンドソープを少し混ぜると，洋服についても汚れが取れやすくなります．

子どもは汚れてもいい服装またはエプロンや手袋を着用します．

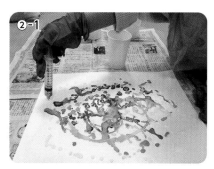 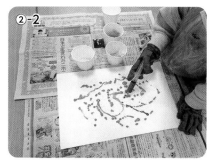

②机に新聞紙を広げ画用紙を置きます．シリンジに色水を入れて，画用紙に色水を垂らして遊びます．

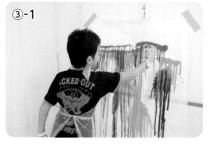 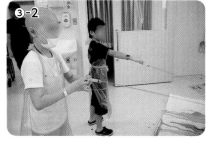

③数名の子どもたちで遊ぶときは，的を書いた模造紙を壁に貼って，得点ゲームをして遊ぶと盛り上がります．

第4章

・・・・・・・・・・

親・きょうだい
支援

治療中の子どものきょうだいに，
病気や治療についてどう説明する？

Answer

① きょうだいの認識，気持ち，疑問を確認する

② 年齢や発達段階に合わせた言葉と道具を使ったイメージしやすい
説明をする

③ きょうだいの感情・疑問を受け止める

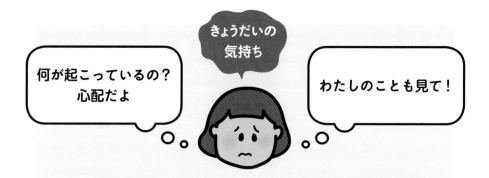

きょうだいの
気持ち

何が起こっているの？
心配だよ

わたしのことも見て！

　きょうだい自身も治療中の子ども（以下：患児）の病気や治療に
よって影響を受ける存在です．きょうだいは，患児の診断や治療，入
院に伴う家族内の変化（親の様子や日常生活の変化）を敏感に察しま
す．親から何も知らされない場合，患児に何が起こっているかわから
ないことによる心配や不安，恐怖を感じます．また，治療の過程で親
の目が患児ばかりに向くことも多く，親を取られたと感じて嫉妬心や
寂しさを抱いたりします．病気の患児に代わり「自分がしっかりしな

第1章

第2章

第3章

第4章

一覧集

親・きょうだい支援

きゃ」とプレッシャーを感じることもあります. さまざまな感情を抱きながらきょうだいも日々を過ごしています.

❶ きょうだいの認識, 気持ち, 疑問を確認する

きょうだいが患児の病気や治療についてどのように説明を受け理解しているか, また, きょうだいが抱えている気持ちや疑問があれば聞いてみましょう. きょうだいからは,「いつ帰ってくるの?」「死んじゃうの?」といった患児のことだけではなく,「ぼくも病気になっちゃうの?」「私が悪口言ったから病気になっちゃったの?」という問いかけもあるかもしれません. それらの質問は, 情報を得ることできょうだい自身の安心につながるだけでなく, 自身の質問そして他者から投げられた質問に答えを見つけるためでもあります[1].

つまり, きょうだいは患児の病気や治療に伴い, 何が起こっているかわからないことによる不安を強く感じ, 心理的に不安定になることが多くあります. また, 患児の友人や家族あるいは幼稚園や学校の先生から「○○くん(ちゃん)はどうして休んでるの?いつ戻ってくるの?」と聞かれたり,「大変な病気になっちゃったんだね. ○○くん(ちゃん)ががんばらないとね」といった声かけをされることもあります. そのときに何と答えたらよいかわからず困ったり, その声かけに傷つくこともあります.

きょうだいのさまざまな疑問や気持ちに, 家族や病院のスタッフが真摯に向き合い, 受け止め, 応えることで, きょうだいは正しい情報を得ることがで

\Tips/

きょうだいのことは相談してはいけないと考えている親も多くいるため, 医療者側から話題を出すことは大きな意味をもつ. 普段の会話の中で, きょうだいの名前や年齢, 好きなことについて聞いてみるところから始め, 徐々に話を広げていくようにする

き，安心感につながります．また，きょうだいが他者から患児に対する質問や
コメントをいわれた際に，どのように対応すればよいのかわかり，自信を持っ
て話すことができます．

② 年齢や発達段階に合わせた言葉と道具を使ったイメージしやすい説明をする

　子どもたちは年齢や発達段階によって，理解できる言葉や内容が変わってき
ます．認知機能は身体の発達と同様に少しずつ成長します．そのため，言葉だ
けでは物事の理解が難しく，具体的にイメージできるよう視覚や聴覚・触覚に
働きかけるさまざまな道具を使って説明できるとより伝わります．身体の仕組
みの本，人形やお医者さんごっこのセット，実際の医療資材（酸素マスク，駆血
帯，シリンジ等），模型，写真，イラスト，動画（MRI等）を組み合わせて活用す

▶図 お医者さんごっこセット

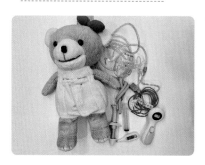

\ **Tips** /

● とくに幼児期は経験が限られ，今知っ
ている世界・価値観の中で物事を解釈
するため，曖昧な表現は避け，はっき
りと情報を伝える
● どの年代でも病気は風邪やインフルエ
ンザのようにうつると誤解しているケー
スも多いため，異なることを伝える
● きょうだいに話をするときには，いき
なり病気や治療の話をするのではな
く，きょうだいの好きなことやハマっ
ていることを聞いたりと，"クッショ
ン質問"を初めに入れて，場の空気を
和らげてから話すこともコツの一つ

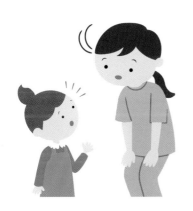

ることで，理解度がぐっと深まります．可能であれば，見返せる説明資料があると，きょうだいがわからなくなったときに読み返すことができます．きょうだいへの説明は噛み砕いた表現を多用するため，親の理解を促進するきっかけになることも少なくありません．きょうだいに説明する場合はなるべくリラックスした環境で聞いてもらえるよう，少人数で話しましょう．

❸ きょうだいの感情・疑問を受け止める

　きょうだいにとって自分自身の気持ちを受け止めてもらえることは，とても大事な経験です．静かに感情を表出する子もいれば，泣いたり怒ったりしながら感情を表出する子もいるかもしれません．聴く側としてあらかじめ心の準備をし，どのように表出されても冷静な心でいられるようにしましょう．また，きょうだいの疑問は言葉通りでないことがあります．「なんでそう思ったの？」と，会話を重ねながら疑問の真意について探っていくことで，"きょうだいの本当に知りたいことは何か"が見えてきます．そして，きょうだいと話をする時は，嘘をつかないこととはぐらかさないことが大切です．もし，答え方がわからない場合や判断に迷う場合は，正直に「私はわからないから知っている人に聞いてみるね」と伝え，多職種や親と相談しましょう．

文献
1）Don Meyer et al：Sibshops. Workshops for Siblings of Children with Special Needs, Revised Edition, p.38, Paul H. Brookes Publishing CO, 2008.

\ **Tips** /

親は患児ときょうだいの間で常に葛藤しており，患児を優先する場合もあるため，きょうだいに対して申し訳ない気持ちを持つことがある．医療者がきょうだい支援を行うことで，親の心理的負担の軽減と安心につながる．きょうだい支援＝親の支援となる

第1章
第2章
第3章
第4章
一覧集
親・きょうだい支援

入院中の子どもに対して，
きょうだいに何かできることはある？

Answer

① きょうだいに関する情報を収集する

② きょうだいとのつながりが患児の力になることを伝える

③ きょうだいが役割を持てるようサポートする

④ きょうだいが自分らしく過ごせるよう支援する

きょうだいの
気持ち

これからどうしたら
いいのかな？

自分だけ楽しいこと
するの悪いな

　治療や面会・付き添いによって，きょうだいは親から離れることとなり，強い不安を感じます [1]．親の目が患児に向くことも多く，「〇〇だけお母さんを独り占めしてずるい」「病気になったらぼくのことも見てくれるのかな」等，怒りや嫉妬，寂しさといった感情を表します．一方で，入院している患児のことを心配し，大切に思っており，負の感情を抱く自分自身に罪悪感を抱くこともあります．また，家族内の雰囲気を感じ取り，"自分はいつも通り楽しんだらいけないのかもしれない""我慢しなければいけないのかもしれない"と感じるきょうだいもいます．

❶ きょうだいに関する情報を収集する

　きょうだい支援の第一段階として，情報収集はとても大事です．きょうだいの名前，年齢，好きなことや得意なこと，習い事，家での様子，祖父母を含めた家族内のリソース，幼稚園・保育園や学校のサポート体制について聞ける範囲で家族に聞いてみましょう．とくに家族内外のリソースについては，どの程度患児の病気や治療について共有できているかも重要なポイントです．

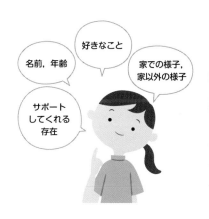

好きなこと

名前，年齢

家での様子，
家以外の様子

サポート
してくれる
存在

\ Tips /

● 親が幼稚園や学校に患児の病気や入院について共有していない場合は，親の目が届かない場所できょうだいに何かあった際にフォローしてもらえる利点を伝える

● なるべく患児の状況を共有してもらい，見守りの目を増やせるようにする

● 共有された情報の中に，きょうだいには知られたくないと親が思っている情報（例：詳細な病状・予後）が含まれていることもあるため，配慮が必要

● 患児のことで不安になっているきょうだいがいれば，情報共有後に「〇〇先生には伝えてあるから相談してもいいよ」と親から伝えることで，安心材料が増える

❷ きょうだいとのつながりが患児の力になることを伝える

　感染対策の観点から，きょうだいの面会が制限されることが多い中，きょうだいは入院している患児のことを家で気にしながら，何かしてあげたいけれどどうしてよいかわからない，と思っていることも多くあります．逆に，患児も

入院によって，これまでそばにいたきょうだいがいなくなり，心細いと感じていることが多々あります．その中で，きょうだいとのつながりが可視化されることは，患児が治療をがんばるためのモチベーションになります．悩んでいるきょうだいがいれば，例えば，きょうだいとの手紙の交換や応援メッセージ，きょうだいからの家族写真や絵のプレゼント，ビデオ通話や動画，毎日のチャット（Chat）＊でのやり取りといったことが，患児の力になることを伝えましょう．

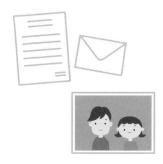

＊チャット（Chat）：複数の利用者がリアルタイムでメッセージを送受信するシステム

③ きょうだいが役割を持てるようサポートする

　きょうだいの関係性はさまざまで，これまでどのように関わってきたかによって変わってきます．例えば，きょうだいがこれまでにも患児に何かものを貸してあげていた場合には，家のものを持っていってあげたいという思いがあるかもしれません．また，患児ががんばれるように今まで貸さなかった特別なゲームやぬいぐるみを貸してあげたいと思うかもしれません．

　病院スタッフは家族と関わるなかで，きょうだいが患児の入院に関してどのように感じているのか，患児に何かしてあげたいと思っていることはないか，家で表出しているきょうだいの気持ちや希望を積極的に聞いてみましょう．そのうえで，それぞれの病院のルールに合わせながら，きょうだいの持つ思いや希望をできるだけ叶えることができるように調整する役割を担います．兄・姉・弟・妹それぞれの立場で，これまでのきょうだい関係・役割を尊重した関わりが間接的に持てるよう，サポートしましょう．

④　きょうだいが自分らしく過ごせるよう支援する

　患児が入院中であっても，きょうだいがその子らしく，なるべくいつも通りに過ごせることは重要なことです．きょうだいは患児の入院によって，つらい治療をがんばっている患児のことを思い，これまでと同じように過ごすことに罪悪感を感じることがあります．また，親の面会や付き添いに伴い，習い事にこれまで通り行けなくなったり，家族での遠出ができなくなったり，親と一緒に過ごす時間が減ったりと，きょうだいの生活もさまざまに変化し制限がかかることがあります．きょうだいは変わらずに幼稚園や学校に行ってよいこと，楽しいことをしてよいこと，我慢しないでよいこと，周りの大人を頼ってよいことを伝えることが大事です．そして，病院にいるさまざまな医療者もきょうだいのことを応援していて，困ったことや質問があればいつでも自分たちに聞いてほしいと伝えましょう．きょうだいの心の安定が親の安定，そして，患児の安定へとつながっていきます．

文献
1) Richard H. Thompson et al：The Handbook of Child Life. A guide for Pediatric Psychosocial Care, p.224, Charles C Thomas Publisher, LTD, 2009.

\ **Tips** /

患児の入院によって，きょうだいは習い事が続けられなくなったりと生活に制限がかかることもあり，患児に対する負の感情が高まることが予測される．そのため，なるべく日々の生活リズムが維持できるよう，状況に合わせソーシャルワーカー等の他職種と連携して社会資源の活用を含め検討していくことも必要

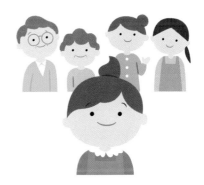

きょうだいに対して，入院中の子どもが 何かできることはある?

Answer

① 患児にきょうだいのことを聞いてみる

② きょうだい間のつながりや習慣を維持する関わりに努める

③ きょうだいにも患児と同じものや経験をプレゼントする

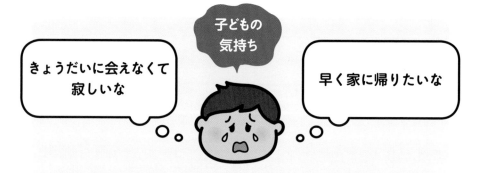

子どもの
気持ち

きょうだいに会えなくて
寂しいな

早く家に帰りたいな

　患児たちは，入院・治療によってさまざまな感情を抱きます．慣れない環境の中，親がそばにいてくれることでつらい治療中でも安心感を持てる反面，きょうだいから親を取ってしまっていることへの申し訳ない気持ち，きょうだいに会えない寂しさ，これまでできていたこと（遊ぶ，寝る，お風呂に入る等）が入院によりできなくなる喪失感等を感じています．"早く安心できる家に帰りたい" "きょうだいに会いたい" "家で美味しいご飯が食べたい" そんな気持ちを持ちながら，日々の入院生活をがんばっています．

① 患児にきょうだいのことを聞いてみる

　親だけでなく患児もきょうだいのことをよく知っている存在です．日々の関わりの中できょうだいのことを聞いてみることで，親とは違う角度からきょうだいの新たな一面や家族内での関係性が見えてくることがあります．きょうだいの呼び方・性格，きょうだいとの普段の過ごし方，きょうだいとやりたいこと，きょうだいと離れてどんなことを寂しいと思っているのか等，さまざまな質問を通してきょうだいの情報収集ときょうだい関係のアセスメントをしてみましょう．

\Tips/

きょうだいに関する質問例
- きょうだいの呼び方
- きょうだいの好きなこと(遊び，食べ物，キャラクター等)
- きょうだいの性格
- 家で一緒にやりたいこと
- きょうだいのエピソード(おもしろい，困った，怒った等)

② きょうだい間のつながりや習慣を維持する関わりに努める

　入院という大きなライフイベントによって，きょうだいとの日常や日々の習慣が崩れ，これまでと同じようにすることは難しくなります．しかし，病院という非日常的な環境であっても，子どもたちのこれまでの日常に少しでも近づけることが治療を前向きに乗り越えていくうえで重要な役割を果たします．

　①で得た情報をもとに，患児・きょうだい・親が望んでいることがどうしたら叶えられるか，多職種で検討してみましょう．きょうだいと会いたい患児には，面会ができないきょうだいとビデオ通話ができるよう環境面の配慮をしたり，きょうだいの誕生日を祝いたい患児と一緒に誕生日プレゼントを作成したり，きょうだいに渡す手紙や工作の手伝いをしたり，きょうだいとつながっている感覚が持てるようそれぞれの施設でできる工夫をしましょう．

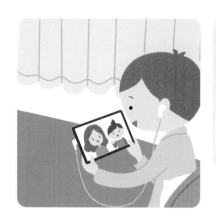

③ きょうだいにも患児と同じものや経験を プレゼントする

　患児たちは，病棟内で年間を通じさまざまなイベントを経験する機会が多く
あります．季節の行事（夏祭り・クリスマス・ハロウィン等）や外部のゲスト
を招いた多種多様なイベントが企画・実施され，患児たちだけ特別なプレゼン
トをもらえることもあります．親と一緒に過ごす時間が減ったり，親と出掛け
ることを我慢したりと，いろいろな我慢を強いられているきょうだいにとって
はうらやましく感じる体験も多いでしょう．また，入院により家族で同じ経験
をする機会が減ってしまうため，季節の行事の工作キットや賞品をきょうだい
にもプレゼントすることで，体験を共有することができます．きょうだいにこ
れらを渡す機会があった場合は，親を通じてできょうだいの反応や様子を聞い
てみましょう．

Question 4

毎日面会ができない親やきょうだいに対する
支援の方法は？

Answer

① 患児と医療者の関わりを"見える化"する

② きょうだいの面会を支援して，安心感を得て楽しい時間を共有できるようにする

親の
気持ち

食事はちゃんと
食べているかしら？

泣いてばかり
いないかしら？

　病気やけがなど不調がある中，病院という新たな環境で患児が過ごしていることを想像してみてください．家族や仕事の都合，距離的な問題などで面会に行きたくても，毎日行くことができない親の気持ちはどのようなものでしょうか．わが子の様子が気になることは自然なことといえるでしょう．わが子が自身に起こるさまざまな変化に適応できているのか，その子らしく過ごすことができているのか，驚きや恐怖の経験はしていないか，親は心配な気持ちを抱えています．

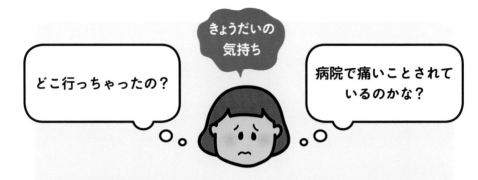

きょうだいの気持ち

どこ行っちゃったの？

病院で痛いことされているのかな？

　家で一緒に過ごしていたきょうだいが突然入院した場合，家にいるきょうだいは情報不足のために混乱や誤解をしたり，親の注意が患児に向きがちで寂しさや嫉妬心を覚えたりします．

　また，家族の中で自分だけがなかなか面会に行けないことや情報が共有されないことによる孤立感，患児のように自分も病気になってしまったらどうしようという不安，自身の過去の行動ときょうだいの入院とを関連づけて罪悪感を覚えるなど，さまざまな気持ちを抱えている可能性があります．

第1章

第2章

第3章

第4章

一覧集

親・きょうだい支援

① 患児と医療者の関わりを"見える化"する

　患児の日々の様子が，面会時に親に伝わるよう工夫することで，親の不安軽減や親と医療者との信頼関係構築につながります．親の面会時間が限られていて，直接親に伝えることが難しい場合には，その日の患児の様子を簡単に紙に書いて渡したり，事前に親から了承を得て，患児の遊んでいる様子の写真や遊びで作った作品，一緒に読んだ絵本などをベッドサイドに置いたりして関わりの視覚化，"見える化"を意識しましょう．また，患児のニーズや親の心配ごとに合わせて，カレンダーや表を作り，実施したことを文字やシール，印でわかるようにする方法もあります．

▶図　"見える化"の例

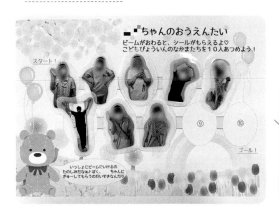

"がんばりシート"で子どもが実施できたこと，さまざまなスタッフが子どもを支えていることを"見える化"している．

\ **Tips** /

可能な場合には保清ケアや投薬，検査の時間を調整するなど，親の役割維持，愛着形成，子どものストレス軽減のために，限られた面会時間内で親子がゆっくりと関わることができるような配慮や環境づくりが必要

❷ きょうだいの面会を支援して，安心感を得て 楽しい時間を共有できるようにする

　前述のように，きょうだい自身もさまざまな感情を抱いている可能性があります．親から聞き取ったきょうだいの入院後の反応なども参考にしながら，面会中にきょうだいが患児と安心して一緒に過ごせるように支援することが大切です．例えば，入院前後で患児の見た目や使用している医療機器や装具などに変化がある場合には，きょうだいが事前に患児の今の状況がわかる写真を見たり，面会前に質問し状況を把握する心の準備の機会をつくることで，落ち着いて面会できるでしょう．また，患児の様子を心配したり誤解しているきょうだいに対しては，面会の際に病院での生活や治療について視覚的な情報を提供することで，きょうだいの不安や誤解を軽減させます．

　さらに，患児と会えずに寂しい思いをしているきょうだいの場合，普段から家で一緒に遊んでいるおもちゃを準備したり，一緒に楽しめるゲームや工作などを選んでもらったりして，前向きな楽しい時間を共有できるように支援します．実際にきょうだいと会うことが難しい場合には，お互いに手紙を書いたり，交換日記や工作作品のプレゼントをしてきょうだい間の間接的な交流をサポートしてもよいかもしれません．また，ビデオ通話などでオンライン面会をする方法もあります．

\Tips/

面会が頻繁にできない場合でも，きょうだいのためのイベントを開催したり，病院のスタッフを紹介するカードを作成したり，きょうだい向けのニュースレターや連絡広報紙を発行するなど，きょうだいを支援する方法がある

第1章

第2章

第3章

第4章

一覧集

親・きょうだい支援

Question 5

不安の強い親とのコミュニケーションの
取り方や配慮は？

Answer

① 親の言葉に込められた思いや考えを意識する

② コミュニケーションや声かけを工夫する

③ 子どもだけではなく，親自身へのサポートを行う

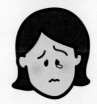

親の
気持ち

入院だなんて
どうしよう？

なんでうちの子が？

　親は子どものけがや病気，急な入院に驚いたり嘆いたりしながら，治療・手術やその影響，生活の変化や予後に対する不安を抱えているはずです．わが子が入院することを危機的状況にあると感じる親もいるでしょう．これまでの親自身の経験によって，医療環境にいることで緊張や抵抗感，恐怖を感じている可能性もあります．また，今後の見通しがわからない状況では漠然とした不安，そして状況によっては経済的な不安を感じていることがあります．

❶ 親の言葉に込められた思いや考えを意識する

　医療者は親とのコミュニケーションのなかでたくさんの情報を耳にします．とくに不安が強い場合は質問や確認事項が増えたり，時にはその不安が怒りとなって表出されることもあるので，コミュニケーションが難しいと感じることもあるかもしれません．親の言葉を直接的に捉えるだけでなく，その背後に隠れている親の思いや考えを汲み取ることは，親の抱えている不安やニーズに寄り添った声かけや関わりを可能にし，信頼関係の構築につながっていくでしょう．

　例えば，「うちの子，泣いていました？」と親から尋ねられた場合に「はい，『お母さんがいい〜』と泣いていましたよ」と答えるだけでなく，その背景にどのような思いや質問の意図があるかを考えることが大切です．そのうえで，どのように対応したのか，どうしたら泣き止んだのかも伝えて親の安心につなげる必要があります．質問の意図がわからない場合には，親に直接尋ねてみると，患児の入院生活への適応の程度や寂しさを心配する気持ち，親の罪悪感などが聞かれるかもしれません．

\ Tips /

治療開始当初から不安を強く感じている場合，その背景や事情を把握し，早期に親と信頼関係を構築しておくと，不安軽減のための方法を検討しやすくなる．親と子ども双方にとっての安心・安全な医療環境を整えることにつながる

❷ コミュニケーションや声かけを工夫する

　不安の強い親とのコミュニケーションにおいては，物事を別の視点で捉えられるような声かけが不安の軽減につながることがあります．例えば採血の処置で「うちの子が大きな声で泣いてしまってすみません」と親から言われた場合，医療者は親へ，恐怖心があることは当然であり，泣いてストレスに対処できていること，一番大切な約束である腕を動かさずにいてくれたこと，前回よりもスムーズに入室でき，腕を伸ばすことができていたことなど，患児のがんばりや成長を見つけて声かけや話をすることができます．親だからこそ，そばにいても別のことが心配になってしまい，患児のがんばりや成長に気づけないこともあります．また，親の思いが汲み取れないときには，自由な応答を引き出しやすいオープンクエスチョン※と答えやすいクローズドクエスチョン※や，ほかの親たちの経験談をうまく使いながら会話をしましょう．

※オープンクエスチョン：回答の範囲を制限しない，回答者が自由に考えて答えられる質問．クローズドクエスチョン：「はい」「いいえ」で答える質問など，選択肢から回答できる質問．

\Tips/

支持的傾聴のポイント

①会話の主役は親，ペースやトーンを合わせる．医療者からの助言や経験談で話をさえぎらない

②親の目をしっかりと見て，あいづちなどで反応する

③沈黙を恐れず耳を傾け続ける．沈黙の理由を考える．異議が合っても親を誘導しない

④「それをどんなふうに感じますか？」「それについてもう少し話していただけますか？」のようなオープンクエスチョンで尋ねたり，聞いたことを繰り返したり要約したりして，親の自己理解（自分の気持ちや考えに気づくこと）を促す

⑤親の感情を言語化する．「○○について怒りを感じているようですが」「○○と感じているのではないですか」など

参考文献
リチャード・H・トムソンほか：両親や家族と協力する．病院におけるチャイルドライフ―子どもの心を支える"遊び"プログラム，p.49-78，中央法規出版，2000．

❸ 子どもだけではなく，親自身へのサポートを行う

　子どもがけがや病気で入院した場合，親はさまざまな不安を抱え，患児中心で生活し，自分のことを後回しにする傾向があります．親が心も身体も健康であることは，さまざまな変化がある中，治療を続ける患児を支えるためにとても重要です．患児のことだけでなく，親自身の様子（食事，睡眠，体調，仕事，家事の状況など）を尋ね，医療者が親のことも大事に思い，サポートしたいと思っていることを伝えましょう．

　親の不安やストレスの軽減は患児自身のストレス軽減につながり，前向きな影響を与えます[1]．親の抱えている問題に応じて，必要な場合にはその専門家（医師，看護師，CLS，薬剤師，MSW，心理士，保育士，リハビリスタッフ，管理栄養士など）と情報共有をして，サポートの輪を広げましょう．

　親は自分のことは自分で解決しなければならないと感じていることがあります．抱えている問題やストレス，状況に応じて親へのサポートを行いましょう．親だけで全てを抱える必要はなく，周囲からのサポートが可能なことを医療者からあらかじめ伝えておきましょう．

文献
1) リチャード・H・トムソンほか：両親や家族と協力する．病院におけるチャイルドライフ─子どもの心を支える "遊び" プログラム，p.49-78，中央法規，2000.

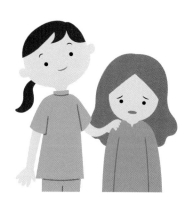

\Tips/

親の抱える不安やストレスは患児の体調や予後，家族や仕事の状況などに応じて大きく変化していく．入院当初から親の様子を尋ねておき，それらがどのように変化していくのかを見守っていくことが大切．早めの介入は，親にとって医療者に相談しやすい関係づくり，親の不安やストレス軽減につながる

Question **6**

> 患児を叱っている親がいたら
> どうしたらよい?

Answer

① 親と患児のそれぞれの立場に立って考える

② 落ち着いたタイミングで親子の話を聞き,サポートが必要かどうか医療者間で検討する

親の気持ち

どうしてできないの?
なんとかしなきゃ

薬飲まないと
よくならないのに!

　患児は,入院したことでさまざまな変化に適応していく必要があります.体調の変化やストレスで,これまでできていたこと(入浴や食事など)に対して,今までのようには力を発揮できず,できなくなってしまうこともあります.また,患児は入院をきっかけに新しく始まったこと(内服やリハビリなど)に前向きになれない時もあるでしょう.親は,それらの変化に戸惑いやあせりを感じているかもしれません.

❶ 親と患児のそれぞれの立場に立って考える

　患児が適切でない行動をした場合，親が患児を叱ることは当然です．叱り方や声かけ，価値観は家族によって異なることも当然ですが，その違いに医療者やほかの患児や家族が驚き，戸惑うことがあります．また，親と患児の意見や気持ちが大きく異なるときに，お互いにわかり合えず言い合いになってしまうこともあるでしょう．言葉で伝え合えていることは前向きなことで，それはお互いを理解するために必要な過程でもあります．医療者は，親と患児のそれぞれの立場を考え，お互いに事情があるのではないかと思いを巡らせながら，まずは患児への関わりを親に任せてしばらく見守りましょう．

　親も患児も共に，病気や治療，入院生活によりストレスを抱えうる存在です．患児にとっては，病気や治療，入院による不調や疲労，不安や不満などのストレスを感じている可能性があります．発達段階によって，または初めての感覚や経験をしている場合には，目に見えない症状や気持ち，状況を適切に言葉にすることは難しいかもしれません．親は，これまでの日常生活（仕事や家事，きょうだいを含む家族の世話など）に加え，面会や付き添いの生活をしています．これらの生活によるストレスや疲労が増幅していることもあるでしょう．

　医療者は，会話や観察で得た情報や，病気・治療の知識を活用して，親子が抱えている事情を汲み取ることができるかもしれません．親子が経験している可能性があることに考えを巡らせて思いを確認しておくことが必要です．

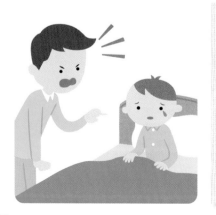

\Tips/

入院している部屋やベッド周りの空間は患児や親にとって生活の場であり，家のような場所でもある．プライバシーの観点からも，入室やカーテンを開ける前にノックや声かけをし，中の様子に気を配りながら応答があるまで行動を控えるなど患児や親が一緒に過ごす時間，家族としての空間をできる限り尊重することが必要

❷ 落ち着いたタイミングで親子の話を聞き，サポートが必要かどうか医療者間で検討する

　叱ったり言い合ったりする場面が増えてきた時，また口調や声のトーンが強くなり，身体的な暴力がみられたときには，親子のためのサポートを医療者間で検討する必要があるでしょう．親と患児それぞれに対して気持ちが落ち着いているタイミングで声をかけ，叱ったり言い合ったりしている経緯や事情を尋ねて情報収集をしましょう．患児のストレスの増加や治療による精神症状などで，親がどのように患児をサポートすればよいのか困っている場合，また親のストレスが増加して，患児の行動や表出を受け止める余裕がない場合など，事情はさまざまです．医療者の介入が望ましい場合や親の希望があった場合には，対応やフォローの方法が統一できるように医療者間で情報共有しておくことも大切です．親子のストレスの程度によっては，気持ちを落ち着かせるために，医療者が親と交代して患児に対応し，親がその場を離れることが必要な場合もあるかもしれません．

\ Tips /

子どもの発達段階ごとの親にとっての関わりの難しさ，ストレス誘因の例
- 乳児期：感じていることや求めているものがわからない・原因がはっきりとわからない啼泣・愛着形成の問題や分離不安
- 幼児期：言葉で全てが伝わらない・誤解しがち・時間の概念の制約・説明しても嫌なことは嫌・分離不安
- 学童期：言葉で理解はできるが，誤解もある・コントロールされることを嫌う・言葉も振る舞いも親に対して強気
- 思春期：親の関わりやサポートに抵抗がある・友人らとの違いに苛立っている

Question 7

さまざまな感情や葛藤を抱える親への対応
はどうしたらよい?

Answer

① まずは耳を傾けてニーズを見極め，親のコーピング方法を尊重する

② 一人で抱え込まず，ほかの医療者と連携してチームでサポートする

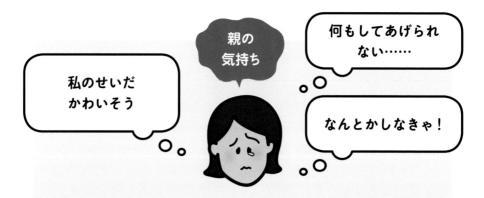

親の
気持ち

何もしてあげられ
ない……

私のせいだ
かわいそう

なんとかしなきゃ！

　親はさまざまな感情を抱き，葛藤しています．病気やけが，入院に
対する戸惑いや緊張，抵抗感や嘆き，怒りといった感情を抱いている
かもしれません．また，今起こっていることや今後起こりうることに
対する恐怖感，親として自分が防げなかった，気づけなかったという
思いがよく聞かれます．そして，子どもは大変な思いをしているのに
自分は好きなものを食べている罪悪感，自分は治すことができない，
状況を変えてあげることができないという無力感などの感情もよくみ
られます．さらに，この状況を改善したい，回復したいとあせる気持
ちを抱える場合もあります．時には，普段通りの生活（仕事や家事）

をしたいけれど，集中できない，やる気が起きない，体力的に厳しい，そんな自分を許すことができないといった葛藤を抱いている親もいます.

参考文献
Hart R, Rollins J：Introduction. Therapeutic Activities for Children and Teens Coping with Health Issues, John Wiley & Sons, 2011.

❶ まずは耳を傾けてニーズを見極め，親のコーピング方法を尊重する

　親の話に耳を傾け，親が何を必要としているかニーズを見極めることが大切です. 話をただ聞いてもらいたい，共感してもらいたい，一緒に考えてもらいたい，困っていることに対して実際に行動を起こして解決したいなど，必要とすることは人それぞれです. 話を聞きながら，医療者が判断できる場合もありますが，難しい場合には，「この話は私の胸にしまっておくということでよろしいですか？」「○○することもできるかもしれません. どうしましょうか？」などと，希望することを親に直接確認しましょう.

　積極的にさまざまな話をする親がいる一方で，医療者とあまり話をしない親がいます. 自分が抱える感情や葛藤への対処法（コーピング方法）は人それぞれであり，尊重されるべきです. 自分の中で対処中であり，話さないことで自分らしさを保っている人もいます. 親が話したいときに相談できる場があることを伝えること，困ったときに医療者に相談できると思えるような関係づくりを意識しましょう. 見守っていてとても心配だと思う親がいる場合には，相手の負担にならない程度に医療者が心配している気持ちを伝えましょう.

\ Tips /

親と話をするときは，親にとって話しやすい，心地よい環境であるかという点にも配慮する. 非言語的なもの（目線，声色や身振り，姿勢など）にも注意して，親の状態をアセスメントしながら関わることが大事

❷ 一人で抱え込まず，ほかの医療者と連携して，チームでサポートする

　さまざまな感情や葛藤を抱える親への対応に困った場合には，医療者一人で抱え込まず，ほかの医療者に相談することが大切です．親の話を傾聴しているその場で，必ずしも何か答えを出す必要はありません．対応方法や声かけ方法がわからないときには，ほかの医療者と相談し，その後に対応してみましょう．必要に応じて，精神科医や心理士などに対応を相談することも有効です．また，親と良好な関係性が築けている多職種と連携して，一緒にサポートする方法もあります．親が特定の医療者に相談できている場合や，医療者には相談できていなくても，相談できるパートナーや親の家族，友人らがいる場合には，そのような方々を可能な範囲でサポートしましょう．

\Tips/

親への精神的なサポートの対応で困ったときには，一人で抱え込まず，周りのスタッフに積極的に相談する．親が相談しやすいと感じる相手は，相性も含めて人それぞれ異なる．あまり個人的に受け取らないようにして，多職種で対応する

カバー・本文イラスト：いしやま暁子
本文イラスト：イラストレーターズmoco

薬剤別味・香り，混ぜると飲みにくくなる食品一覧

種類	商品名	味	香り	飲みにくくなる・混ぜてはいけない食品
抗菌薬	エリスロシンドライシロップ	甘い	バニラ	ヨーグルト，オレンジジュース，お茶，スポーツ飲料，リンゴジュース，乳酸菌飲料
	オゼックス細粒	甘い	ストロベリー	バニラアイス，ヨーグルト，オレンジジュース，乳酸菌飲料，スポーツ飲料
	オラペネム細粒	甘い，やや苦い	ストロベリー	ヨーグルト，オレンジジュース，スポーツ飲料，リンゴジュース
	クラバモックスドライシロップ	甘い	ストロベリー	牛乳，リンゴジュース
	クラリスドライシロップ	苦い	ストロベリー	ヨーグルト，オレンジジュース，乳酸菌飲料，スポーツ飲料，リンゴジュース
	ケフラール細粒	甘い，やや苦い	オレンジ	オレンジジュース，お茶，スポーツ飲料
	ジスロマック細粒小児用	甘い，やや苦い	フルーツミックス	ヨーグルト，オレンジジュース，乳酸菌飲料，スポーツ飲料，お茶，リンゴジュース
	セファクロル細粒	甘い，やや苦い	オレンジ	オレンジジュース，乳酸菌飲料，スポーツ飲料，アイスクリーム，お茶，リンゴジュース
	フロモックス細粒	甘い	ストロベリー	オレンジジュース，プリン乳酸菌飲料，スポーツ飲料
	ミノマイシン顆粒	甘い	オレンジ	牛乳，ヨーグルト，スポーツ飲料，鉄剤，CaやMgサプリメント（摂取するのであれば，同時ではなく2時間以上あけてから摂取）
	メイアクト細粒	やや苦い	バナナ	乳酸菌飲料，スポーツ飲料，プリン，リンゴジュース
	ワイドシリン細粒	甘い	フルーツミックス	
	ダイフェン配合顆粒	苦い	なし	お茶，ヨーグルト，牛乳，スポーツ飲料
	バナン	甘い	オレンジ	プリン，牛乳

種類	商品名	味	香り	飲みにくくなる・ 混ぜてはいけない食品
抗ウイルス薬	ゾビラックス顆粒	無味	なし	
	アシクロビル顆粒	苦い	なし	プリン，アイスクリーム， オレンジジュース，スポーツ飲料
	タミフル ドライシロップ	苦い	フルーツミックス	バニラアイス，乳酸菌飲料， リンゴジュース，プリン，牛乳， お茶
	バリキサ ドライシロップ	苦い，辛い	わずかにメントール，特異なにおい	
	バルトレックス 顆粒	なし	わずかに特異な におい	
抗アレルギー薬	ザイザルシロップ	やや苦い， ガムシロップ に近い甘さ	なし	
	ペリアクチン散	苦い	なし	ヨーグルト，オレンジジュース， お茶，スポーツ飲料， リンゴジュース
	クラリチン	甘い	なし	スポーツ飲料
	アレグラ	甘い	ストロベリー	
	ザジテン （ケトチフェン）	甘い	ストロベリー	
気管支拡張薬	テオドール顆粒	甘く，後に やや苦い	なし	
	メプチン顆粒	甘苦い	なし	
鎮咳薬	アスベリン散	わずかに甘い	なし	リンゴジュース，コーヒー牛乳
	アスベリン ドライシロップ	甘い	オレンジ	お茶，牛乳，ココア
去痰薬	カルボシステイン DS	甘い	ピーチ，りんご	お茶，ココア，プリン
	ムコダイン シロップ	甘い	レモンライム， 柑橘系	
	ムコダイン ドライシロップ	甘酸っぱい	ピーチ	お茶，ココア，プリン
	ムコサール ドライシロップ	甘い	ヨーグルト様	オレンジジュース，スポーツ飲料， プリン，リンゴジュース
	ムコソルバン シロップ	甘い	ラズベリー 果実 様	
	アンブロキソール 塩酸塩シロップ	甘い	ストロベリー/果 実	
	ベネトリンシロップ	甘い	ストロベリー	
	モンテルカスト細粒	甘い	バナナ	

種類	商品名	味	香り	飲みにくくなる・混ぜてはいけない食品
胃粘膜保護薬	ファモチジン散	やや甘い	わずかにメントール様	
止瀉薬	タンナルビン（タンニン酸アルブミン）	なし	わずかに特異なにおい	牛乳アレルギーには禁忌，経口鉄剤，牛乳，お茶，リンゴジュース，オレンジジュース，スポーツ飲料
	ロペミン小児用細粒	甘く，やや苦い	わずかに特異なにおい	スポーツ飲料
制吐薬	ナウゼリンドライシロップ	甘い	なし	オレンジジュース，スポーツ飲料，ヨーグルトなど酸味の飲食物との混合，リンゴジュース
	ナウゼリン細粒	なし	なし	オレンジジュース，スポーツ飲料，ヨーグルトなど酸味の飲食物との混合，リンゴジュース
下剤	酸化マグネシウム細粒	やや不快な	なし	大量の牛乳，Caのサプリメント
	マグミット錠	なし	なし	大量の牛乳，Caのサプリメント
	モビコール	しょっぱい，塩味	なし〜わずかに特異なにおい	
免疫抑制薬	ネオーラル内用液	やや苦い	特異，魚・エタノール	グレープフルーツ，牛乳，セイヨウオトギリソウ（セント・ジョーンズワート）
	プログラフ顆粒	なし	なし	グレープフルーツ，セイヨウオトギリソウ（セント・ジョーンズワート）
	シクロスポリン細粒			グレープフルーツ，セイヨウオトギリソウ（セント・ジョーンズワート）
副腎皮質ホルモン製剤	プレドニゾロン散	苦い	なし	ヨーグルト，牛乳，プリン，バニラアイスに混ぜると苦みが増強
	デカドロンエリキシル	強い甘み	ペパーミント及びチェリー様	
	デキサメタゾンエリキシル	甘い	イチゴ様芳香	
抗てんかん薬	バルプロ酸ナトリウムシロップ	甘い	オレンジ／バニラ	グレープフルーツ
	デパケンシロップ	甘く，やや苦い	パイナップル	
	デパケン細粒	苦い，メントール様の特異な味	なし	

種類	商品名	味	香り	飲みにくくなる・ 混ぜてはいけない食品
抗てんかん薬	セレニカR顆粒	なし	なし	混ぜてはいけないわけではないが，徐放のため水に溶けず，何かに混ぜても食感が残る
	イーケプラドライシロップ	甘い	グレープフルーツ	
	テグレトール細粒	後にやや苦い	なし	グレープフルーツ，セイヨウオトギリソウ（セント・ジョーンズワート）
	リスパダール細粒	苦い	なし	
	セルシン散	わずかに苦い	なし	
	セルシンシロップ	甘く，後にやや苦い	果実様の芳香	
	レベチラセタムDS	甘い	オレンジ	
	トリクロリールシロップ	甘く，後に苦い	バニラのにおい	
降圧薬 利尿薬	アルダクトンA細粒	特異な味	特異なにおい，ミント	なし
抗血小板薬	アスピリン	わずかな酸味	なし（酢酸臭）	なし
抗凝固薬	ワーファリン顆粒	なし	なし	納豆，青汁・クロレラは禁忌
	ワルファリンK細粒	なし	なし	納豆，青汁・クロレラは禁忌
解熱鎮痛・抗炎症薬	カロナール細粒	甘く，後に苦い	オレンジ	炭水化物と糖分の多い食品，ヨーグルト，オレンジジュース，スポーツ飲料，リンゴジュース
	カロナールシロップ	甘く，後に苦い	オレンジ	
	ポンタールシロップ	甘く，後にわずかに苦い	特異なにおい	
	ポンタール散	苦い	なし	
β遮断薬	インデラル	苦い	なし	
Ca拮抗薬	アムロジピン	わずかに苦い	わずかに特異なにおい	グレープフルーツ
その他	インクレミンシロップ	甘く，後に苦い	チェリー	
	ウルソ顆粒	苦い	なし	

※国立成育医療研究センター「粉薬と服薬補助食品の組み合わせ」，医薬品添付文書，「乳幼児・小児服薬介助ハンドブック」（じほう）を参考に，編者らでまとめています（2023年7月現在の情報）．医薬品の最新情報は添付文書をご確認ください．

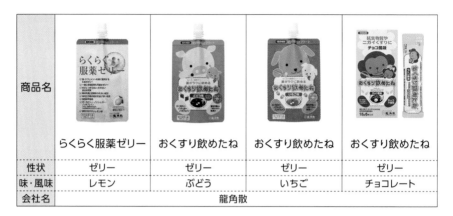

商品名	らくらく服薬ゼリー	おくすり飲めたね	おくすり飲めたね	おくすり飲めたね
性状	ゼリー	ゼリー	ゼリー	ゼリー
味・風味	レモン	ぶどう	いちご	チョコレート
会社名	龍角散			

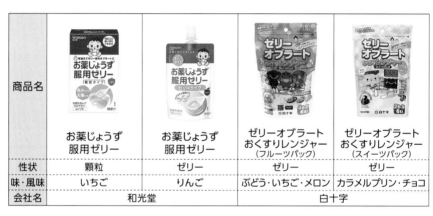

商品名	お薬じょうず服用ゼリー	お薬じょうず服用ゼリー	ゼリーオブラートおくすりレンジャー（フルーツパック）	ゼリーオブラートおくすりレンジャー（スイーツパック）
性状	顆粒	ゼリー	ゼリー	ゼリー
味・風味	いちご	りんご	ぶどう・いちご・メロン	カラメルプリン・チョコ
会社名	和光堂		白十字	

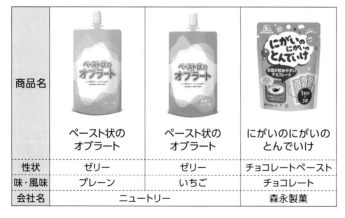

商品名	ペースト状のオブラート	ペースト状のオブラート	にがいのにがいのとんでいけ
性状	ゼリー	ゼリー	チョコレートペースト
味・風味	プレーン	いちご	チョコレート
会社名	ニュートリー		森永製菓

※製品情報は2023年7月現在のものです．最新の情報は各社のホームページ等をご確認ください．
※株式会社龍角散，和光堂，白十字株式会社，ニュートリー株式会社，森永製菓株式会社の許諾を得て掲載．

索引

チャイルド・ライフ・スペシャリスト（CLS）勤務施設一覧
（34施設49名，2023年4月現在）

北海道	手稲渓仁会病院 北海道大学病院
東北	宮城県立こども病院 東北大学病院
関東	茨城県立こども病院 千葉県こども病院（2名） 埼玉県立小児医療センター（2名） 聖路加国際病院（2名） 横浜市立大学附属病院 東京医科歯科大学医学部附属病院 国立研究開発法人国立成育医療研究センター（4名） 済生会横浜市東部病院（2名） 東邦大学医療センター大森病院（2名） 慶應義塾大学病院 地方独立行政法人東京都立病院機構東京小児総合医療センター
甲信越	長野県立子ども病院 新潟大学医歯学総合病院
北陸	富山大学附属病院
東海	静岡県立静岡がんセンター（3名） 静岡県立こども病院（2名） 独立行政法人国立病院機構名古屋医療センター 名古屋大学医学部附属病院（3名） 三重大学医学部附属病院（2名）
関西	近畿大学医学部附属病院 大阪大学医学部附属病院 大阪母子医療センター 国立研究開発法人国立循環器病研究センター 京都大学医学部附属病院 関西医科大学附属病院
中国	広島大学病院 （2名） 県立広島病院 島根大学医学部付属病院
九州	福岡大学病院
沖縄	沖縄県立南部医療センター・こども医療センター

子どもの気持ちで考える
小児医療で困ったときのかかわり方、支え方

2023年9月12日　第1刷発行

編　者	原田 香奈，黒﨑 あかね
発行人	土屋 徹
編集人	小袋 朋子
発行所	株式会社Gakken 〒141-8416　東京都品川区西五反田2-11-8
印刷所	株式会社真興社
製本所	株式会社難波製本
DTP	株式会社真興社
デザイン	永瀬 優子（ごぼうデザイン事務所）
編集協力	藤本 優子

●この本に関する各種お問い合わせ先
　本の内容については，下記サイトのお問い合わせフォームよりお願いします．
　　https://www.corp-gakken.co.jp/contact/
　在庫については　Tel 03-6431-1234（営業）
　不良品（落丁，乱丁）については　Tel 0570-000577
　　学研業務センター　〒354-0045 埼玉県入間郡三芳町上富279-1
　上記以外のお問い合わせは Tel 0570-056-710（学研グループ総合案内）

学研グループの書籍・雑誌についての新刊情報・詳細情報は，下記をご覧ください．
学研出版サイト https://hon.gakken.jp/